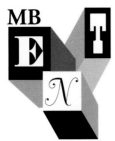

編集企画にあたって……

　「口とのどの悩み」に関する訴えは耳鼻咽喉科の外来診療では，まさに日常的に耳にします．このうち悪性疾患と診断されるのはごく一部であり，そのほとんどが良性疾患か，あるいは病的所見が見当たらない例であることすら珍しくありません．我が身を振り返って，対応に迷い，悩む耳鼻咽喉科医も少なくないのではないかと想像します．診療ガイドラインが整備されているわけではないからこそ，知識を整理し，正しい方法で患者の「悩みに応える」ための準備が必要です．

　今回の企画では，迷える耳鼻咽喉科医のために3つの観点からのアプローチを試みました．一つは，外来診療で特に多く遭遇する症状や訴えからのアプローチです．命に関わるような疾患ではないかもしれませんが，患者さんにとっての悩みは深刻です．その悩みにどう応えるのか，専門家のアドバイスを参考にプロフェッショナルとしての実力を強化したいところです．もう一つはそれほど多く遭遇するわけではないものの，稀に遭遇するであろう機会に備えて知識を整理しておくべき疾患に対するアプローチです．加えて，耳鼻咽喉科医以外の観点から「口とのどの悩み」をどのように捉え，マネジメントしているのかというアプローチも加えました．「口とのど」は境界領域ともいわれます．是非，他科の知識やテクニックを我がものとし，自身の境界を広げていく助けにしていただければと思います．

　今回，各分野のエキスパートに執筆をお願いいたしました．個人的なつながりがある著者もいますが，その著作に惚れ込み，私自身が是非読んでみたいという理由でお願いした先生もいらっしゃいます．そのようにしていただいた原稿には，それぞれの分野で培っていらっしゃった熱のようなものを感じます．その熱をエネルギーとして，「口とのどの悩みに応える」ことのできるエキスパートを目指し，この一冊をとことんご活用いただければ幸いです．

2024年9月

林　達哉

KEY WORDS INDEX

和　文

あ行
亜鉛欠乏症　*17*
アデノイド　*30*
アデノイド切除・口蓋扁桃摘出術
　　　30
胃食道逆流症　*63*
異味症　*23*
咽喉頭異常感　*63*
咽喉頭逆流症　*63*
咽頭　*38*
咽頭炎　*38*
エプーリス　*45*

か行
漢方　*17*
口　*1*
クロナゼパム局所投与　*17*
口腔　*1,38*
口腔咽頭潰瘍　*45*
口腔粘膜扁平苔癬　*55*
口臭　*6*
溝状舌　*1*
喉頭アレルギー　*63*
口内炎　*38*
紅斑性カンジダ症　*17*

さ行
歯周病　*6*
質的味覚障害　*23*
自発性異常味覚　*23*
障害部位別分類　*23*
小児　*38*
尋常性天疱瘡　*55*
水疱性類天疱瘡　*55*
睡眠呼吸障害　*30*
Stevens-Johnson 症候群　*55*
正中菱形舌炎　*1*
舌静脈奇形　*45*
舌痛症　*17*

た・な・は行
唾液ムチン　*6*
地図状舌　*1*
中毒性表皮壊死症　*55*
粘膜類天疱瘡　*55*

膿栓　*6*
閉塞性睡眠時無呼吸　*30*
扁桃炎　*38*
扁桃肥大　*30*

ま・や・ら行
慢性咳嗽　*63*
薬剤性血管性浮腫　*45*
有郭乳頭　*1*
葉状乳頭　*1*
量的味覚障害　*23*

欧　文

A・B
abnormal sensations in the throat
　　　63
adenoid　*30*
adenotonsillectomy　*30*
bad breath　*6*
BP　*55*
bullous pemphigoid　*55*

C
cacogeusia　*23*
caseous tonsillitis　*6*
children　*38*
chronic cough　*63*
classification by site of
　　disturbance　*23*

D・E・F
drug-induced angioedema　*45*
epulis　*45*
erythematous candidiasis　*17*
fissured toungue　*1*
foliate papillae　*1*

G・H
gastro-esophageal reflux disease
　　　63
geographic tongue　*1*
GERD　*63*
glossodynia　*17*
halitosis　*6*

K・L
Kampo medicines　*17*
laryngeal allergy　*63*

laryngopharyngeal reflux disease
　　　63
LPRD　*63*

M
malodor　*6*
median rhomboid glossitis　*1*
MMP　*55*
mouth　*1*
mucous membrane pemphigoid　*55*

O
obstructive sleep apnea　*30*
OLP　*55*
oral cavity　*1,38*
oral lichen planus　*55*

P
pemphigus vulgaris　*55*
periodontal disease　*6*
phantogeusia　*23*
pharyngitis　*38*
pharynx　*38*
pus plug　*6*
PV　*55*

Q・R
qualitative taste disorder　*23*
quantitative taste disorder　*23*
refractory oral ulcers　*45*

S
salivary mucin　*6*
SJS　*55*
sleep disordered breathing　*30*
Stevens-Johnson syndrome　*55*
stomatitis　*38*

T
TEN　*55*
tonsil crypt caseums　*6*
tonsilitis　*38*
tonsillar hypertrophy　*30*
topical clonazepam　*17*
toxic epidermal necrolysis　*55*

V・Z
vallate papillae　*1*
venous malformation of tongue
　　　45
Zinc deficiency　*17*

WRITERS FILE ライターズファイル（50音順）

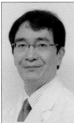

大石 智洋
（おおいし ともひろ）

- 1996年 新潟大学卒業
  同大学医学部附属病院，国立病院東京医療センター小児科，北里研究所抗感染症薬研究センターなどを経て
- 2012年 新潟大学医歯学総合病院，助教
- 2014年 Bordeaux University（The development of Mycoplasmal and chlamydial infections）
- 2015年 川崎医科大学小児科学講座，講師
- 2018年 同，准教授
- 2021年 同大学附属病院感染管理室，室長
- 2022年 同大学臨床感染症学教室，主任教授/小児科，特任部長
- 2024年 同大学附属病院，院長補佐

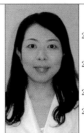

田中 真琴
（たなか まこと）

- 2002年 日本大学卒業
  同大学耳鼻咽喉・頭頸部外科学分野入局
- 2014年 同大学医学部耳鼻咽喉・頭頸部外科学分野，助教
- 2021年 東京都立広尾病院耳鼻咽喉科，医長
- 2023年 日本大学医学部耳鼻咽喉・頭頸部外科学分野 兼任講師

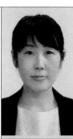

本間 あや
（ほんま あや）

- 2007年 札幌医科大学卒業
- 2009年 北海道大学耳鼻咽喉科入局
- 2016年 同大学大学院医学研究科博士課程修了
- 2017〜19年 英国サリー大学留学
- 2019年 北海道大学耳鼻咽喉科・頭頸部外科
- 2021年 同，助教

片田 彰博
（かただ あきひろ）

- 1992年 旭川医科大学耳鼻咽喉科入局
- 1996年 同大学大学院医学研究科修了
- 1997年 旭川厚生病院耳鼻咽喉科
- 1999年 旭川医科大学耳鼻咽喉科・頭頸部外科，助教
- 2003〜05年 米国ヴァンダービルト大学耳鼻咽喉科，研究院
- 2005年 旭川医科大学耳鼻咽喉科・頭頸部外科，助教
- 2008年 同，講師
- 2016年 同，准教授
- 2024年 旭川赤十字病院耳鼻咽喉科，部長

林 達哉
（はやし たつや）

- 1986年 旭川医科大学卒業
  同大学耳鼻咽喉科入局
- 1987年 北見赤十字病院耳鼻咽喉科
- 1989年 旭川厚生病院耳鼻咽喉科，助手
- 1994〜96年 米国アーカンソー州立大学留学
- 2001年 旭川医科大学耳鼻咽喉科・頭頸部外科，講師
- 2006年 同，准教授
- 2016年 同大学頭頸部癌先端的診断・治療学講座，特任教授
- 2023年 同大学病院，手術部部長（准教授）

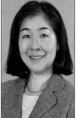

山村 幸江
（やまむら ゆきえ）

- 1991年 東京女子医科大学卒業
  同大学耳鼻咽喉科入局
- 2001年 同科内に口腔乾燥・味覚外来開設
- 2006年 同大学耳鼻咽喉科，講師
- 2019年 同，准教授

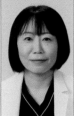

岸部 麻里
（きしべ まり）

- 1998年 旭川医科大学卒業
  同大学皮膚科入局
- 1999年 JA旭川厚生病院皮膚科
- 2001年 北見赤十字病院皮膚科
- 2006年 旭川医科大学大学院修了
- 2007年 市立旭川病院皮膚科
- 2008年 旭川医科大学二輪草センター，助教
- 2013年 米国シカゴロヨラ大学留学
- 2015年 旭川医科大学皮膚科，助教
- 同，講師
- 2020年 同，准教授

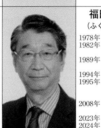

福田 光男
（ふくだ みつお）

- 1978年 東京医科歯科大学卒業
  同大学大学院修了
- 1982年 同大学歯学部，助手
- 1989年 愛知学院大学歯学部，講師
- 1994年 同，助教授
- 1995年 フォーサイスデンタルセンター（ボストン），在外研究員
- 2008年 愛知学院大学特殊診療科，教授
- 2023年 同大学，名誉教授
- 2024年 いわむら歯科，非常勤（名古屋市）

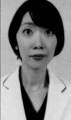

脇坂 理紗
（わきさか りさ）

- 2016年 旭川医科大学卒業
  同大学耳鼻咽喉科・頭頸部外科入局
- 2018年 同大学耳鼻咽喉科・頭頸部外科
- 2020年 旭川厚生病院耳鼻咽喉科
- 2021年 旭川医科大学耳鼻咽喉科・頭頸部外科
- 2024年 同，助教

CONTENTS

"口とのど"の悩みに応える

病的所見と紛らわしい口腔内の正常構造 …………………………………… 林　達哉　　**1**

口腔内の正常構造などを心配して訪れる患者には，悩みに共感したうえで，正しい知識に基づく適切な説明を提供することが解決の鍵となる．

口臭の悩みにどう対処する？ ………………………………………… 福田　光男　　**6**

口臭の原因は，医科・歯科領域の多岐にわたる．さらに，口臭不安への対応も必要となる．こうした口臭症患者への幅広い対応法について解説する．

舌痛症 ………………………………………………………………………… 山村　幸江　　**17**

舌痛の診療では，まず頻度の高い二次性舌痛症を鑑別する．狭義の舌痛症には神経障害性疼痛治療薬の Ca^{2+} チャネル $\alpha2\sigma$ リガンド，三環系抗うつ薬などが有効である．

味覚異常（異味症を含む） ………………………………………… 田中　真琴　　**23**

異味症などの質的味覚障害は味覚の認知のゆがみと考えられている．そのため，量的味覚障害と比較して亜鉛補充療法の効果が得にくい．

扁桃肥大の取り扱い ……………………………………………………… 本間　あや　　**30**

扁桃肥大は睡眠時無呼吸の原因となり，成長や発達に影響を及ぼすため早期介入が望ましい．小児では扁桃摘出術が第一選択だが，重症度や年齢，合併症により適応を検討する．

編集企画／林 達哉
旭川医科大学病院,
手術部長

Monthly Book ENTONI　No. 304/2024. 12　目次

編集主幹／曾根三千彦　香取幸夫

小児の口腔・咽頭粘膜病変 …………………………………… 大石　智洋　38

小児の口腔・咽頭粘膜病変について，その鑑別に重要な，それぞれの所見や臨床経過の特徴を概説する．

成人の口腔・咽頭粘膜病変 …………………………………… 脇坂　理紗ほか　45

口腔咽頭粘膜は多様な病変を示す．難治性潰瘍，舌静脈奇形，エプーリス，薬剤性血管性浮腫の診断と治療法について概説した．気道確保が必要な場合があり他科との連携も重要である．

口腔粘膜病変―皮膚科からの視点― ………………………… 岸部　麻里　55

粘膜疹をきたす扁平苔癬，Stevens-Johnson 症候群とその類縁疾患，自己免疫性水疱症の特徴について解説する．

咽喉頭異常感と慢性咳嗽 ……………………………………… 片田　彰博　63

悪性疾患が咽喉頭異常感や慢性咳嗽の原因となっている場合がある．まずは悪性疾患を除外し，胃食道逆流症や喉頭アレルギーを中心に診断・治療をすすめるのが効率的である．

Key Words Index ……………………………… 前付 2
Writers File …………………………………… 前付 3
FAX 専用注文書 ……………………………… 75
FAX 住所変更届け …………………………… 76
バックナンバー在庫一覧 …………………… 77
Monthly Book ENTONI 次号予告 ………… 78

【ENTONI® (エントーニ)】
ENTONI とは「ENT」(英語の ear, nose and throat：耳鼻咽喉科)にイタリア語の接尾辞 ONE の複数形を表す ONI をつけ，耳鼻咽喉科領域を専門とする人々を示す造語．

前付 5

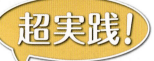

超実践！ がん患者に必要な口腔ケア
― 適切な口腔管理でQOLを上げる ―

編集 山﨑知子（宮城県立がんセンター頭頸部内科 診療科長）

2020年4月発行　B5判　120頁
定価4,290円（本体3,900円＋税）

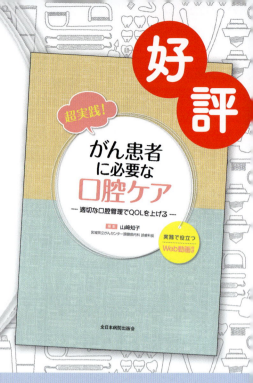

がん患者への口腔ケアについて、重要性から実際の手技、さらに患者からの質問への解決方法を、**医師・歯科医師・歯科衛生士・薬剤師・管理栄養士**の多職種にわたる執筆陣が**豊富なカラー写真・イラスト、わかりやすいWeb動画**とともに解説！
医科・歯科を熟知したダブルライセンスの編者が送る、実臨床ですぐに役立つ1冊です！

目 次

I これだけは言っておきたい！がん治療での口腔ケアの必要性
1. なぜ，がん治療に口腔ケアが必要なのか
2. がん治療時の口腔ケア

II プロジェクト別実践口腔ケア

プロジェクト1　治療別実践口腔ケア
―看護師・歯科衛生士に気を配ってほしいポイント
1. 歯科の役割分担について
2. 手術療法における口腔ケア
3. 抗がん薬治療における口腔ケア
4. 頭頸部の化学放射線療法における口腔ケア
5. 緩和ケアにおける口腔ケア

プロジェクト2　口腔ケアを実際にやってみよう！
1. がん患者における口腔ケア
　―どの治療（手術・抗がん薬治療・放射線治療・緩和ケア）でも口腔ケアは同じ
2. 一般的な口腔ケア

プロジェクト3　必須知識！がん以外での口腔管理
1. 総　論
2. 口腔疾患と全身疾患
3. 高齢化社会と口腔管理

プロジェクト4　医療業種別実践口腔ケア
―薬剤師・栄養士はここをみる！
1. 薬剤師はここをみている！
2. 栄養士はここをみている！

III 患者からの質問に答える・学ぶ！
- Q1. インスタント食品はどのように使用したらよいですか？
- Q2. がん治療中に摂取してはいけないものはありますか？
- Q3. 食欲がないときは、どのようにしたらよいですか？
- Q4. 義歯のお手入れ方法を教えてください
- Q5. 化学放射線療法に対してインプラントをどのように考えればよいですか？
- Q6. がん治療で口臭が出現しますか？
- Q7. 味覚の変化について教えてください
- Q8. 歯肉の腫れは治療に影響しませんか？

全日本病院出版会
〒113-0033　東京都文京区本郷3-16-4　Tel：03-5689-5989
www.zenniti.com　　　　　　　　　　　Fax：03-5689-8030

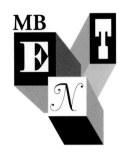

◆特集・"口とのど"の悩みに応える

病的所見と紛らわしい口腔内の正常構造

林 達哉[*]

Abstract 「口のなかに何かできた」と来院する患者は珍しくない．口腔内の正常構造物や治療を要さないような良性病変に初めて気づき，悪性を心配して悩みに悩んだ末に来院した患者たちである．診療の最終ゴールは患者の不安を取り除くことである．正しい知識と，それに基づく適切な説明が助けになるが，それだけでは十分とはいえない．患者にとって深刻な悩みであることを理解し，それを否定せずに共感を示すことで，患者は医療者の説明を受け入れる準備が整う．
一方，視診のみに頼ると重大な病変を見逃す危険性がある．患者の訴えに耳を傾け，触診を習慣化することにより見逃しの危険性を最小化することが可能となる．

Key words 口腔(oral cavity)，口(mouth)，有郭乳頭(vallate papillae)，葉状乳頭(foliate papillae)，正中菱形舌炎(median rhomboid glossitis)，地図状舌(geographic tongue)，溝状舌(fissured tongue)

はじめに

耳鼻咽喉科の外来には様々な悩みや不安を抱えた患者が訪れる．口やのどに「何かできものができた」とやってくる患者に，よく遭遇するのではないだろうか．以前から存在する構造物に，何かのきっかけで初めて気がついただけである場合が少なくない．あるいは，正常とまではいかないが，治療を要しない程度の病変に気づき，悪性を心配して訪れる患者もしばしば経験する．そもそも，患者が訴えている症状に相当する構造物が存在しないことすらある．

この時，患者が求めているのは単に異常がないという事実ばかりではない．患者への適切な説明やアドバイスを通して，患者が抱えてきた不安を解消に導くのがプロフェッショナルとしての仕事といえる．

その第一歩として，患者が病気と見間違えることの多い口腔内の正常構造，および特別な治療を要しない比較的よくみる良性病変(病変とはいえないものも一部含む)について整理し，適切に説明できる準備を整えておくことが必要となる．

患者が不安になる口腔内の
正常構造や良性病変[1)~4)]

耳鼻咽喉科医にとっては当たり前の所見であるが，悪性が心配で眠れぬ夜を重ねた後に，勇気を振り絞って受診した患者であることを前提に診察を行う．

1．有郭乳頭

舌可動部と舌根部の境界にV字型に並ぶもっとも大きな舌乳頭である．やや固く触知し，存在を知らずに初めて見た患者は悪性新生物を心配して来院する(図1-A)．口腔内写真(図2-A)でも舌の奥に視認可能である．

2．葉状乳頭

舌可動部もっとも奥の両舌縁に頭尾側方向に列をなすヒダ状構造物．左右差があることも珍しく

---

[*] Hayashi Tatsuya, 〒078-8510 北海道旭川市緑が丘東2条1-1-1 旭川医科大学病院手術部，部長／大学病院耳鼻咽喉科・頭頸部外科

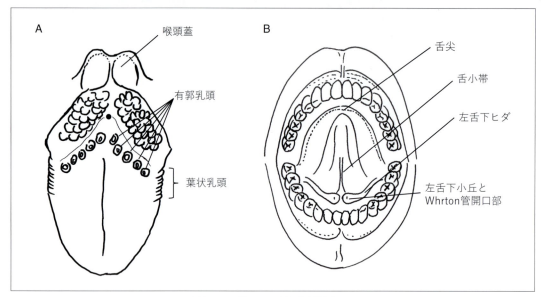

図1. 口腔および咽喉頭模式図

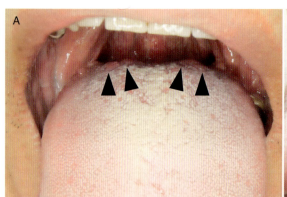

A. 黒矢尻は有郭乳頭を示す．

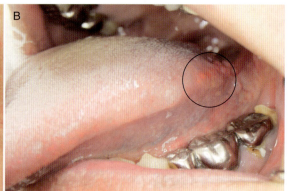

B. 円内に葉状乳頭を示す．

図 2.

なく，悪性新生物を心配して来院する患者が多い(図1-A，図2-B)．

3．舌下小丘および舌下ヒダ

口腔底正中手前(腹側)，舌下ヒダの両側に存在する舌下小丘にはWharton管が開口し，舌下腺に沿って舌下ヒダが隆起する(図1-B)．舌下ヒダには複数の舌下腺管が開口する(図1-B)．

4．喉頭蓋

乳幼児期には喉頭が高い位置にある．図1-Aに描かれる喉頭蓋が口蓋垂の高さに達し，啼泣時などに口腔から容易に観察される．これを知らない母親が「のどに何かある」と来院する．

5．口蓋隆起

硬口蓋の正中部に硬い隆起として触知する(図

3-A)．粘膜は平滑である．骨増殖による外骨腫の一種で，胎生期から生下時の口蓋癒合が関与するともいわれるが，詳細な成立機序は不明である．熱い食事の接触に伴う熱傷をきっかけに発見に至ることも多い．この場合は熱傷による粘膜表層の発赤，びらんを認める．必ず触診し骨の硬さを確認する．

6．下顎隆起

下顎の小臼歯部，口腔底側に左右対称性にみられる骨性隆起(図3-B)．口蓋隆起同様，外骨腫の一種．義歯作製に支障をきたすなど，何らかの不都合がない限り，通常は治療を要さない．

7．正中菱形舌炎

舌背正中に赤い隆起として観察される(図4-

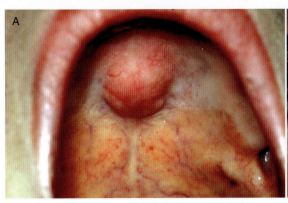

A．口蓋隆起　　　　　　　　　B．下顎隆起

図 3.

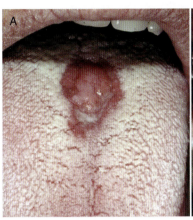

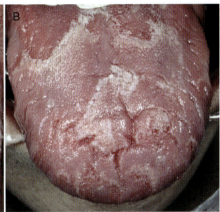

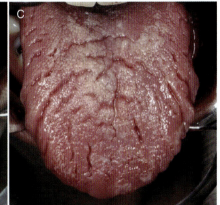

A．正中菱形舌炎　　　　B．地図状舌　　　　C．溝状舌

図 4.

A）．糸状乳頭が欠損し境界明瞭な楕円形から菱形の病変を呈する．近年カンジダ症の関与が示唆されている．通常治療の必要はないが，カンジダが検出された場合には，日和見感染，菌交代をきたす原因がないか検索し，抗真菌薬を含む含嗽などで対処する．表在性の病変であるが，硬結を触れる場合，増殖傾向がある場合には生検を要する．

8．地図状舌

境界明瞭な白色帯状のふちどりに囲まれた紅色斑が多発し地図状の模様を描く(図 4-B)．紅色の部分は糸状乳頭が萎縮し角化産物である舌苔を欠く．模様が日によって変化することを患者自身が自覚していることも多い．原因には多くの説があるものの不明である．乾癬，掌蹠膿疱症との関連を指摘する報告もあるが[5]，米国で実施された住民データを用いた解析では否定的な結果が示された[6]．ヒリヒリ感を訴えることもあるが，症状はないことが多い．病的意義は低く，通常治療の必要はない．

9．溝状舌

舌背に多数の溝があり陰嚢舌の異名をもつ(図 4-C)．溝は左右両側にあり，深さは様々である．その構造から口腔ケアが不十分な場合，炎症を伴うことがある．炎症がなければ無症状であり治療は不要であるが，口腔の衛生環境を良好に保つよう指導するとよい．Down 症候群に多く先天性の要因をもつ一方，加齢により増加し，病因は未解明の部分が多く残る．稀ではあるが，再発性・一過性の顔面神経麻痺，肉芽腫性口唇炎を合併するMelkersson-Rosenthal 症候群の存在は覚えておきたい．

患者の不安を解消するために

1．不安への共感

　口腔・咽頭の解剖に精通した医師には当たり前の構造物も，患者にとっては初めて目にし，したがって新たに出現したと思い込んで来院することが多い．患者の悩みは深刻であり，これを理解し共感したうえで診療にあたる必要がある[7]．共感を示した医師の説明は患者にとって受け入れやすいが，逆もしかりであると肝に命じるべきである．

2．手鏡と模式図や写真の利用

　患者に手鏡を渡し実際に患者が心配している構造物を指し示してもらう．診察医が綿棒などで指し示し，患者に手鏡で確認してもらう．これにより，心配な構造物を誤解なく医師に伝えることができたという安心感を患者にもたらすことができる．

　口腔内の構造物を示した模式図などを使用して，手鏡で確認した構造物がそこに描かれていることを理解してもらう．ここまでのプロセスで，大多数の患者は安心して通常の生活にもどることができる．医学的に正しいことを伝えれば終わりではない．心配がないことを納得してもらい，安心感をもち帰ってもらうのが最終ゴールである．

診断のピットフォール

　癌などの悪性病変あるいは治療を要する良性病変を見逃さないためには，①強い痛みに注意する，②見るだけでなく必ず触診する，ことが重要である．たとえば，舌根癌では深く狭い潰瘍が存在しても視認することが難しい場合がある．患者は食事に支障をきたすほどの強い嚥下痛を訴え来院するが，内視鏡を駆使したとしても確認が難しい場合がある．ところが，触診を加えるだけで明確な硬結を触知することから容易に診断可能となる．Wharton管開口部に触れる唾石も患者の訴えの正体かもしれない．触診を怠ると見逃す病変があることに注意したい．

おわりに

　口とのど（口腔・咽頭領域）の症状は所見と一致しないことが珍しくない．代表例である咽喉頭異常感症は，おそらく自分では見ることのできない，確かめることの難しい場所であることが，症状遷延の大きな要因である可能性が高い[7]．この場合，内視鏡像を用いて「見える化」を図ることが，患者に安心してもらう有力な解決策となる．対照的に口腔内は患者自身が見ることのできる場所のはずである．しかし，これまで見ていなかった，見えていなかったことが症状（不安感を含む）に直結するという意味で異質である．しかし，理解できないものを恐れるという点では同じであり，診療のアプローチは共通する部分が多い．たとえ投薬や手術治療が不要でも，患者の訴えに耳を傾け，的を射た説明により患者に安心をもち帰ってもらうのもプロの耳鼻咽喉科医の大切な仕事である．

文　献

1) 上田征吾，原渕保明：舌炎．日本口腔・咽頭科学会（編）：pp34-39，口腔咽頭の臨床 第3版．医学書院（東京），2015.

2) 林　達哉：口腔粘膜病変の診断と治療．日耳鼻会報，**119**：1142-1145，2016.

3) 林　達哉：口腔咽頭領域の粘膜病変の見方．日耳鼻会報，**124**：802-805，2021.

4) 林　達哉：目で診る！　口腔・咽頭病変．口咽科，**37**：101-105，2024.
　Summary　口腔・咽頭病変をその特徴的肉眼所見から分類，例示することにより，実臨床における診断プロセスに応用可能な知識の整理を可能とした．

5) Horiuchi Y：Geographic tongue：What is this disease? JDDG, **21**：1465-1467, 2023.

6) Reamy BV, Derby R, Bunt CW：Common tongue conditions in primary care. Am Fam Physician, **81**：627-634, 2010.

7) 林　達哉：咽喉頭異常感症．MB ENT, **213**：75-78, 2017.
　Summary　所見がなく原因が不明な，いわゆる真正の咽喉頭異常感症発症メカニズムの仮説と，それに基づく診療アプローチを提案した．初診時からの薬物治療の功罪にも言及がある．

Monthly Book ENTONI No.276

MB ENTONI No.276 2022年10月 増大号
192頁 定価 5,280 円（本体 4,800 円＋税）

耳鼻咽喉科頭頸部外科 見逃してはいけないこの疾患

編集企画　金沢大学教授　吉崎智一

見逃してはならないポイント、見逃さないための必要な知識・適切な判断など、経験豊富な執筆陣により症例を提示しながら解説。実際の外来で患者を目の前にした耳鼻咽喉科医が的確な診療を行うための必携の特集号。

☆ CONTENTS ☆

Ⅰ．耳領域
　外耳道癌
　OMAAV
　聴神経腫瘍
　Auditory Neuropathy
　好酸球性中耳炎の診断、感音難聴の進行と治療
　持続性知覚性姿勢誘発めまい（PPPD）
　先天性サイトメガロウイルス感染症
　ランゲルハンス細胞組織球症

Ⅱ．鼻領域
　鼻腔腫瘍
　鼻性 NK/T 細胞リンパ腫
　副鼻腔嚢胞
　上顎洞血瘤腫
　ウイルス性嗅覚障害
　REAH（呼吸上皮腺腫様過誤腫）
　浸潤性副鼻腔真菌症

Ⅲ．口腔・咽頭・喉頭領域
　上咽頭癌
　中咽頭癌
　発声障害
　声帯運動障害
　川崎病
　声門下狭窄症

Ⅳ．顔面・頸部領域
　嚢胞性リンパ節転移
　唾液腺腫脹
　急性甲状腺炎

Ⅴ．その他
　多発性脳神経障害を伴う Hunt 症候群

←詳しくはこちらを check！

全日本病院出版会
〒113-0033　東京都文京区本郷 3-16-4　Tel：03-5689-5989
www.zenniti.com　　　　　　　　　　　Fax：03-5689-8030

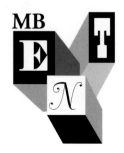

◆特集・"口とのど"の悩みに応える
口臭の悩みにどう対処する？

福田光男*

Abstract ある程度の「口臭」は，誰にでも認められる．とはいえ，体が発する臭いは，「他人に直接言いにくい」側面がある．そのため，誰かに陰で臭うと思われているのではないかと不安を感じて，歯科や口腔外科，耳鼻咽喉科などを受診する人が少なからずいる．一方，口臭の発生源として，歯周病などの口腔由来，扁桃腺炎などの耳鼻咽喉科由来などがある．高齢者では唾液分泌量の減少に起因したと考えられる口臭が強くなる傾向にある．口臭は誰にでも認められるものだが口臭発生のメカニズムと，口臭が原因の社会生活不安を理解することで正しく対処しておくことは重要である．

Key words 口臭(halitosis, bad breath, malodor)，歯周病(periodontal disease)，膿栓(caseous tonsillitis, tonsil crypt caseums, pus plug)，唾液ムチン(salivary mucin)

はじめに

COVIT-19の流行は終息したが，外出時にはマスクをし続ける習慣は一部の人たちの間では続いている．マスクの着用は口臭症患者では安心をもたらすが，一方長時間装着し続けると，ふとしたきっかけでマスクに付着した唾液由来の臭いに気づくことがある．いったんこうした臭いに気づくと，社交不安の強い方は普段から常時臭いがあるのではないかと，その証拠・原因を探しはじめ，ドクターショッピングを繰り返すことになる．こうしたことを避けるための一助となることを期待して，口臭が発生する原因とその対処法について歯科の立場から解説する．

口臭とは

1．口臭の種類と原疾患

口臭は，口腔・咽頭部から発生する口気および呼気の総称であり，一部鼻腔由来を含む．検出された口臭の各種揮発性ガス成分を表1に示す[1]．

これらの中で，検出頻度が高いのは，硫化水素・メチルメルカプタン・ジメチルサルファイド(volatile sulfur compaounds：VSC)であり，主要口臭成分である．特に，メチルメルカプタンは官能検査の結果と相関する．口臭の由来となる原因疾患を表2に示す[2]．鼻腔由来としては，ワルダイエル咽頭輪の扁桃炎，副鼻腔炎アレルギーに伴う後鼻漏・膿栓などがある．

2．口臭の評価法
1) 官能検査(図1)

人の嗅覚で評価する方法である．通常0〜5の6段階で評価する(表3)[3]．評価者により嗅覚に差があるので，複数名で行う．直接評価者が患者の口に顔を近づけるのは心理的圧迫があるため，図1のようなガスバック(におい袋®：GLサイエンス)を用いる．ガスバックに患者の息を入れたら直ちに，一定の距離(通常30 cmほど)を離して複数人で評価する．患者本人に嗅がせることもできる．また，様々な距離での評価もできるため臨床では有用である．

---

* Fukuda Mitsuo，〒464-8650 愛知県名古屋市千種区末盛通2-11　愛知学院大学
　〒467-0803 愛知県名古屋市瑞穂区中山町5-6　いわむら歯科

表 1. 揮発性ガスの成分

口臭のガス成分認知閾値以上の濃度が検出されたのは，揮発性硫黄化合物であった．

	臭気成分	分子量	認知閾値(ppb)	被験者呼気平均値(ppb)
揮発性硫黄化合物	硫化水素	34	5.6	7.2
	メチルメルカプタン	48	0.05	1.7
	ジメチルサルファイド	62	2.3	5.1
低級脂肪酸	酢酸	60	1000	13.3
	プロピオン酸	74	8.4	1.33
	酪酸	88	0.7	2
	イソ酪酸	88	7	1.12
	吉草酸	102	0.45	0.18
	イソ吉草酸	102	0.45	0.08
	カプロン酸	116	3.1	0.27
	イソカプロン酸	116	2.1	0.11
揮発性窒素化合物	アンモニア	17	500	162
	トリメチルアミン	59	1.4	2.07
	インドール	117	1.6	5.83
	スカトール	131	0.03	0.02

（文献 1 より改変）

表 2. 口臭の原因となる疾患

口腔由来因子（80～90％）	口腔外由来因子（10～20％）
口腔疾患・口腔清掃不良	**耳鼻咽喉科領域**
舌苔	アデノイド肥大
歯周病（高濃度 Pg, Td, Tf）	アレルギー性鼻炎
う蝕	膿栓（扁桃結石）
口腔潰瘍	**消化管因子**
口腔乾燥症	胃潰瘍・十二指腸潰瘍
口腔がん	（H. pylori 感染）
固定性矯正装置	**血液由来因子**
低唾液流量	肝疾患
粘性唾液	腎移植前・腎不全
	B 型肝炎ウイルス感染
	食事由来（ニンニクなど）

（文献 2 より改変）

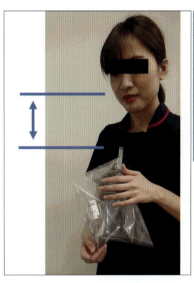

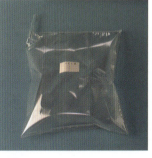

図 1.
官能検査：ガスバック法（におい袋®：GL サイエンス）
矢印の距離を任意に設定して嗅ぐことができる．

表 3. 官能検査の判定基準

0：	臭いなし．嗅覚閾値以上の臭いを感知しない
1：	非常に軽度．嗅覚閾値以上の臭いを感知するが，悪臭とは認識できない
2：	軽度．かろうじて悪臭と認識できる
3：	中等度．すぐ容易に悪臭と判定できる
4：	強度．我慢できる程度の臭い
5：	我慢できない強烈な臭い

（文献 3 より）

2）計測器機による方法（簡易型ガスクロマトグラフ）

臨床では，オーラルクロマ®（エフアイエス）を用いることが多い．シリンジを口にくわえさせ，1 mL の口気をサンプリングし，機器に注入する．5 分ほどで 3 種類の VSC を測定できる．濃度は ng/10 mL および ppb で表示される（図 2）．

3）悪臭レベルの口臭とは？ 口臭がないとは？

オーラルクロマ®では，VSC の認知閾値を，硫化水素 112 ppb，メチルメルカプタン 26 ppb，ジ

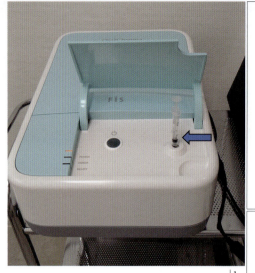
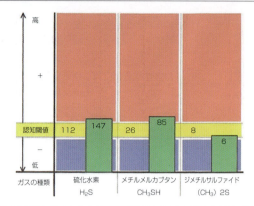
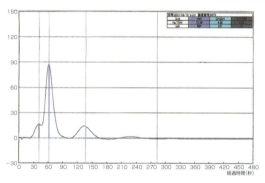

図 2.
a：簡易型ガスクロマトグラフ（オーラルクロマ®）
シリンジ（矢印）を用いて口腔ガスを注入する．
b, c：VSC の出力例

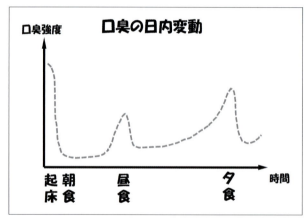

図 3. 口臭レベルの日内変動
食事などの飲食によりいったん口臭レベルは減少するが，1時間もすると元のレベルに戻る．

メチルサルファイド 8 ppb, としている．口臭成分には，VSC 以外の成分もあるため，不快かどうかの判定は官能検査の結果を参照するのが好ましい．さらに，いわゆる社会的距離といわれる 80～120 cm の距離で会話する相手に臭いが認知されないレベルを基準とするなどの認識が必要である．

3．患者が口臭を訴える場合の原因とその対応法

1）生理的口臭（口臭発生が常時ではないが，時としてあるレベルの場合）

口臭は，起床後，飲食や口腔清掃により減少する．この日内変動の曲線は，体調など体のコンディションにより上下する（図3）．

患者には，病的でなければ，常時臭うケースではないことを説明したうえでの対応が必要となる．生理的口臭には以下のようなケースがある．

(1) 起床時口臭

起床時の口臭が強いのは世界共通であり異常なことではないとされる．これは睡眠中に口腔の活動が減り，かつ唾液の量が減るためである．就寝中，口腔内細菌が増殖し，唾液中に口臭ガスが蓄積される．

【対処法】

起床時の口臭をコントロールするのは困難であるが，軽減させることは可能で，就寝前の徹底した口腔清掃と舌清掃後の含嗽剤の使用により，口腔内の細菌の絶対数を減らしておくことで軽減する．さらに，起床後，口腔清掃後に洗口剤で就寝中に増加した細菌および口臭物質を洗い流すこと

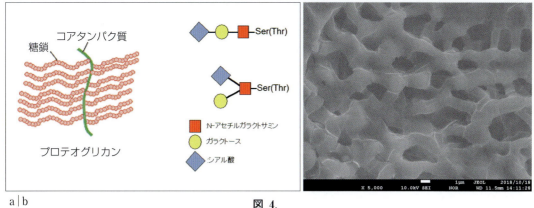

図 4.
a：糖鎖の末端にシアル酸が結合して分解されにくくなっている．
　効率のよい糖鎖の分解にはシアリダーゼが必要となる．
b：唾液ムチンのSEM像

で軽減できる．

とはいえ，起床時口臭に強くこだわる主婦の方が意外と多い．別の心理的対応の必要がある．

(2) 緊張時の口臭(粘性唾液)

日常の種々の会合(PTAや苦手な人との会食，大勢の人前で発表 etc.)などで発言しなくてはならない状況で，口臭を感じるという人は多い．これは，交感神経優位な状態になり，唾液が漿液性唾液から粘液性唾液になるためであり，場合によっては口臭レベルは上がる．唾液の粘性は唾液中のムチンが影響する．唾液ムチン(MUC7, MUC5B)は，唾液の20％を占めるといわれる．本来粘膜を保護する役割であるが，その粘性のため粘膜に長くとどまり分解されると考えられる．

ムチンはコアタンパク(鎖状のアミノ酸)に糖鎖が結合した構造をしており(図4)，末端構造にシアル酸が結合しており，糖鎖が分解されにくくなっている．代表的歯周病細菌である *Tannerella forsythensis* は末端のシアル酸を分離させる[4)5)]．これにより多くの口腔内細菌(*Streptococcus salivarius* など)が有するβガラクトシダーゼによっての糖鎖が分解されていく．糖鎖から解放されたコアタンパクは，主要歯周病原細菌の *Porphyromonas gingivalis* が有するジンジパインやグラム陰性嫌気性細菌のトリプシン様タンパク分解酵素により分解されVSCを産生する．

【対処法】

生理的口臭は，粘膜や舌などに付着した粘性のある唾液ムチンなどが分解されて発生するため，細菌数を減らすと同時に唾液ムチンを除去することが対処法となる．これには，種々の洗口剤や含嗽剤が有効である．我々はネオステリングリーン®(日本歯科薬品)を処方することが多い．ネオステリングリーン®の主成分は，抗菌作用のある塩化ベンゼトニウムである．添加物にポリソルベート80(tween80)が含まれており，粘性のある唾液を洗い流すことが期待される．

緊張を緩和するような心理ケアも有効であるが，臨床心理士などと協力が必要となる．

(3) 月経時口臭

月経前に口腔内の感覚に違和感があり，月経前2，3日で口臭を感じるという訴えは多い．これは，性周期に伴い，唾液中へのエストラジオールの分泌が増加するすることにより，*Prevotella intermedia* が増加するためである．Kawamotoら[6)]は，軽度の歯周ポケットがある患者では，健康な人に比べ，月経に伴う口臭や歯肉出血が増加することを報告している(表4)．

一方，若い女性を対象に月経前後の口臭を調べたQueirizら[7)]は，月経を不快に感じる群(PMS群)では，月経が始まる数日前から口臭が高くなり始めるのに対し，そうでない群(非PMS群)は，月経中では上昇するもののその直前では上昇しないと報告し，ストレスにより口臭が強くなるのではないかと考察している．

表 4. 月経周期による臨床指数の変化

	歯周炎患者(n=10)			健康人(n=12)		
	卵胞期	排卵期	P-value	卵胞期	排卵期	P-value
VSC(p.p.b)	131.9±114.7	293.1±150.0	<0.001** ††	51.6±30.7	84.0±52.9	0.017**
官能検査値	1.4±0.8	2.5±0.5	0.004** †	1.1±0.7	1.8±0.8	0.016**
出血(%)	13.3±11.2	23.3±13.1	0.002** ††	8.8±10.5	11.3±9.0	NS
平均ポケット深さ	2.2±0.3	2.3±0.3	NS ††	2.0±0.4	1.9±0.3	NS
最深ポケット深さ	4.1±0.3	4.3±0.5	NS ††	2.8±0.4	3.1±0.3	NS
口腔清掃指数(オレリー)	45.4±22.6	36.6±17.2	NS	34.4±16.9	35.1±17.3	NS
唾液流量(mL)	7.4±2.7	7.0±2.8	NS	8.0±2.9	7.8±3.6	NS

†p<0.05, ††p<0.01 Mann-Whitney の U テスト
**p<0.01 Wilcoxon の符号順位検定

（文献6より）

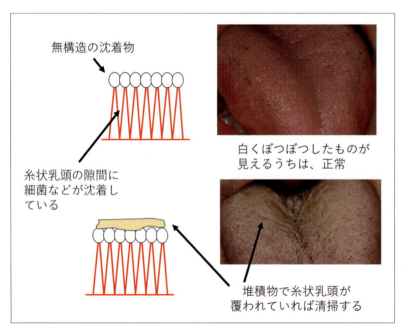

図 5.
舌苔は，糸状乳頭の付着物が蓄積したものである．糸状乳頭の隙間に堆積物がある．

【対処法】

人により月経のどれくらい前から口臭や唾液のネバツキといった口腔内違和感を覚えるのかは異なる．そのため，口臭を意識する時期や期間などを聴取し高い時期に口臭を測定しておく．口臭を意識する感覚は，唾液のネバツキと関連していることが多く，多くは P. intermedia の増加に伴うことが考えられるため，気になり始めたらその期間は，ネオステリングリーン®などでの含嗽を勧める．これにより，唾液のネバツキによる口腔内違和感が減少するとともに，口腔内の P. intermedia 数を減少させることで改善する．

(4) 舌 苔

舌苔は，舌背部に沈着した灰白色の物質であり，図5のように糸状乳頭の隙間に細菌，上皮，白血球などが沈着している．舌苔の微細構造を調

べた研究によると[8]，糸状乳頭の上皮間に細菌が侵入し上皮が破壊されていることが報告されている．

また，初期の舌苔では *Streptococcus* 属が多く検出されるが，口腔バイオフィルムと同様，舌苔の成熟により *Fusobacterium* 属や，*Porphyromonas* 属，*Prevotella* 属などのグラム陰性菌の比率が増加し，口臭の主要な発生源と考えられている[9]．

【対処法】

舌苔の成熟とともに，口臭の発生と強くかかわるグラム陰性菌の比率が高まるため，日々の舌清掃が口臭を減らすことになる．糸状乳頭間に蓄積した堆積物を除去する舌清掃用具にはいろいろな種類が市販されている．強く舌を磨くことにより，舌を傷つけやすいため注意が必要である．比較的傷つけにくい舌ブラシとして，舌清掃用の電動歯ブラシがある．いずれにしても，舌の奥から手前の方向に動かす．

他に *Lactobacillus* などを用いた，プロバイオティクス(probiotics)により口臭産生関連細菌をコントロールする方法があり，様々なものが市販されている[10]．

近年，LEDを用いた抗菌光線力学療法(PDT)により，舌苔内の細菌をコントロールする方法も試みられている[11]．

また，糸状乳頭の上皮間隙に浸透性のあるPLGAのナノパーティクルを含有した歯磨剤(ナノラル®)なども開発されている．

(5) 膿栓(caseous tonsillitis)

膿栓(扁桃結石)は，口臭の原因となる可能性が高い．Stoodleyら[12]は，膿栓(扁桃結石)は細菌により構成されるバイオフィルムであることを，様々な角度から検討し結論づけている．彼らは，膿栓は，桿菌，球菌，フィラメント状菌が，菌体外マトリクスにトラップされている共焦点レーザー顕微鏡像を示しており，歯周病の特徴である，コーンコブも見られたと報告している(図6)．さらに，微小電極を用い，膿栓内の溶存酸素，亜酸化窒素，pHなどを測定し，歯周疾患で認められ

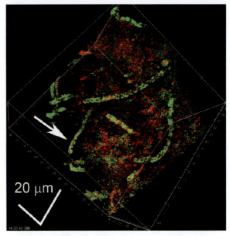

図 6． 膿栓の共焦点レーザー顕微鏡像
歯周病由来のバイオフィルムに見られるコーンコブ(矢印)が認められる．

るデンタルプラークに類似したバイオフィルムであることを示し，口臭ガスと関連があるであろうとしている．

Jensenら[13]は，子どもと大人の扁桃陰窩から得られた細菌の遺伝子データベースを解析した結果，*Haemophilus influenzae*，*Neisseria species*，*Streptococcus pneumoniae* が，ほとんど小児で検出されたが，*Porphyromonas* 属，*Prevotella* 属，*Fusobacterium* 属のような偏性嫌気性菌も小児で検出されたことを報告した．一方，成人では，*Porphyromonas* 属と *Prevotella* 属が多く検出され，歯周病原細菌と考えられている *Porphyromonas gingivalis*，*Porphyromonas endodontalis*，*Tannerella forsythia* が含まれていた．成人の再発性扁桃炎には，*Fusobacterium necrophorum*，*Streptococcus intermedius*，*Prevotella melaninogenica/histicola* が関連していたが，化膿性連鎖球菌や黄色ブドウ球菌のような従来急性扁桃炎に関連していた菌種は少なかったことを報告している．

扁桃陰窩の形態は歯周ポケットと類似しており，陰窩内には歯周病と共通した細菌が生息し，リンパ球が組織内に認められる．これらの理由から，膿栓の量(大きさや，個数)によって，口臭の原因因子となりうると考えられる．そのため，膿栓は除去することが望ましい．

【対処法】

膿栓や扁桃結石の除去法には鉗子で摘出する方

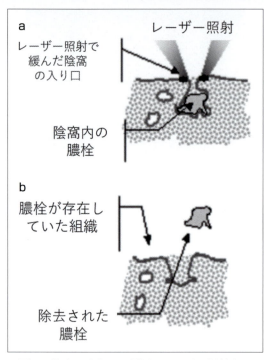

図 7. 陰窩の入り口の周囲にレーザー照射することで，膿栓は排出される．

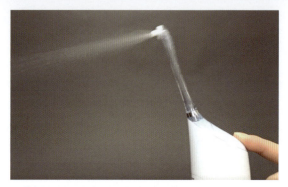

図 8. パルス型ジェット水流（エアーフロスウルトラ®：フィリップス）
0.3 mL/shot の水銃の圧力で扁桃周囲軟組織に照射すると，膿栓が無痛的に排出される．陰窩内も洗浄できる．

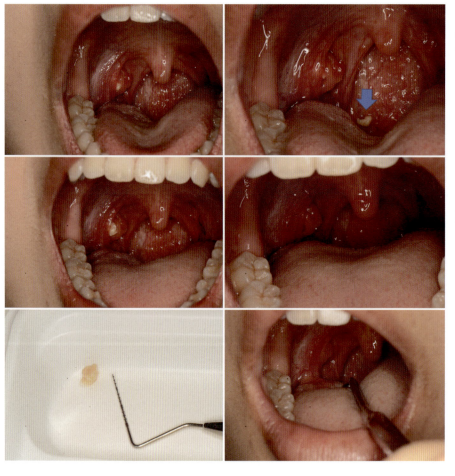

図 9.
a：右側の口蓋扁桃に膿栓が顔を出している．
b：エアーフロス2回目で飛び出た膿栓（矢印）が中咽頭後壁に引っ掛かった．
c：2回目の膿栓が出た後，さらに顔を出した膿栓
d：4回目の膿栓が出た後，視認できる膿栓はない．
e：3回目に出た膿栓（6×4 mm 大）
f：約1か月後口蓋扁桃は小さくなり萎縮した．膿栓は認められない．

表 5. 歯周病と口臭の関係

真性口臭症	n	H₂S	CH₃SH	total VSC
年齢	123	-0.291**	-0.047	-0.219*
プリンクマン指数	123	0.088	0.091	0.073
WTCI	123	0.208*	0.265**	0.204*
PCR	26	0.414*	0.401*	0.452*
PESA	26	0.259	0.389*	0.307
PISA	26	0.200	0.238	0.218

Spearman の順位相関係数検定. 数値は順位相関係数を示す.
*$p<0.05$, **$p<0.01$

法や, 吸引する方法, 高周波バイポーラ電流により陰窩の入り口をアブレーションして取り出す方法が報告されている[14)15)].

他に, 陰窩の入り口を広げ解放する方法には, 炭酸ガスレーザーを膿栓周囲に照射する方法も報告されている（図 7)[16)]. 術後の痛みについて比較した研究では, レーザーを用いた方法が高周波バイポーラ電流を用いた方法より, 痛みは少なかったと報告されている[14)].

他に, 歯間部清掃に使用するパルス型ジェット水流（エアーフロスウルトラ®：フィリップス)（図8) を膿栓周辺にあてて押し出す方法がある. 示した症例（図 9)では, 一か所から 5 個の膿栓が排出された. 再発しないよう徹底したうがいを指示したところ, 1 か月後, 口蓋扁桃は縮小し, 口臭は改善した[17)].

2) 病的口臭（対面で会話をすると絶えず強い口臭を感じるレベル；硫化水素 1000 ppb を超える）

(1) 歯周病（コントロールされていない歯周病）

歯周病は, 発赤・腫脹・疼痛・出血・歯の動揺・排膿・歯肉退縮などと並んで口臭が主たる徴候である. 膿栓で述べたように, 歯周病原細菌と膿栓の細菌叢, バイオフィルムとしての共通点が多く, 歯周ポケット内の環境は, 膿栓と類似している. 歯周病患者と健康人の口臭を比較すると, 歯周病患者の口臭は有意に高く, 歯周ポケット内上皮の面積を表す PESA（periodontal epithelial surface area）値と相関が認められている[18)]. PESA は, 歯周ポケット内の上皮の面積であり, このことは歯周ポケット内に生息するバイオフィルムの量が VSC 量と相関していることを示している（表5).

【対処法】

歯周病の治療により歯周病の病状を改善する. とりわけ歯周ポケットを 3 mm 以内の健康に近い深さにすることが必要である. また, 歯周ポケット以外のバイオフィルムの存在場所, 適合不良な補綴物（クラウンなど）の修正, 歯ブラシが届きにくい歯間部や, インプラントの歯頸部相当部などの補助清掃用具による清掃や含嗽剤などを併用して徹底する.

(2) ピロリ菌感染性胃炎

慢性胃炎のうち *Helicobacter pylori* による感染由来の口臭が知られており, ピロリ菌除菌により, 口臭が改善したことが多く報告されている[19)20)].

【対処法】

抗菌薬を含む 3 種類の薬剤投与により除菌できた場合, 口臭も改善したことが示されている. 抗菌薬を長期に服用するため口腔内細菌も菌叢が変化していることも考えられるものの, 除菌後 2 年でも効果が持続しているという報告もある.

(3) 副鼻腔炎

副鼻腔炎では, 排膿が鼻腔を通じて口腔内に流入することで膿による悪臭が口腔を通じて発生する. 治療法については省略する[21)].

【対処法】

通法通り（省略する）.

(4) 心理的口臭症

これまで, 口臭の検査の結果, 口臭がないことを説明しても, 自分に口臭があると強く主張する, 拘りが強い一群の患者がいて, 自臭症, 自己臭恐怖, 口臭恐怖症, 嗅覚関連づけ症候群, 社交不安など様々な病名が付けられていた. これらの患者に対して, 口臭が客観的にあるのかないのかということを説明しても, あまり効果は得られない. 患者が, 口臭があると感じている, もしくは信じているわけで, まずは受け止め, 口臭があることでどう患者自身が感じているのかに目を向けさせ

ることから始める必要がある.

　口臭があるためにどう感じるのか,「悲しいのか」「不安なのか」「淋しさなのか」「口臭が認められない怒り」なのか, 患者が感じる感情への気付きを促し, それらの感情を自分なりに昇華する手順が必要であり, 臨床心理士や公認心理師*などの協力が好ましい[22]. 一部では, 必要に応じて薬物療法も行われている[23].
(*臨床心理士は, 公益財団法人日本臨床心理士資格認定協会が認定したもの, 公認心理師は, 2017年に施行された公認心理師法に基づく心理系の国家資格である.)

まとめ

　口臭は誰にでも多少は認められるものの, 原因が医科・歯科の多科にわたるため, 関連する横断的知識が要求される. また口臭には, 口臭が目で見えないため, いったん臭いがしているかもと思うと不安になる一面がある. こうした患者の治療には, 多科にわたる協力が欠かせない.

参考文献

1) 渋谷耕司：生理的口臭の成分と由来に関する研究. 口腔衛生会誌, **51**(5)：778-792, 2001.
2) Memon MA, Memon HA, Muhammad FE, et al：Aetiology and associations of halitosis：A systematic review. Oral Dis, **29**：1432-1438, 2023.
3) 宮崎秀夫, 荒尾宗孝, 岡村和彦ほか：口臭症分類の試みとその治療必要性. 新潟歯学会誌, **29**：11-15, 1999.
4) Takehara S, Yanagishita M, Podyma-Inoue KA, et al：Degradation of MUC7 and MUC5B in Human Saliva. PLoS ONE, **8**：e69059, 2013.
5) Roy S, Honma K, Douglas CWI, et al：Role of sialidase in glycoprotein utilization by *Tannerella forsythia*. Microbiology(Reading), **157**(Pt 11)：3195-3202, 2011.
6) Kawamoto A, Sugano N, Motohashi, M, et al：Relationship between oral malodor and the menstrual cycle. Periodontal Res, **45**：681-687, 2010.

Summary　歯周炎を認める人の排卵期では, 総菌数は変わらないものの, *P. intermedia* と *P. gingivalis* の数が増加していた. 排卵期の口臭の上昇は, エストラジオールと関連していた.

7) Queiriz CS, Hayacibara MF, Tabchoury, et al：Relationship between stressfull situations, salivary flow rate and oral volatile sulfur-containing compounds. Eur J Oral Sci, **110**：337-340, 2002.
8) 渡邊英明：舌苔の微細構造に関する観察. 口病誌, **73**：26-39, 2006.
9) Carda-Diéguez M, Rosier BT, Lloret S, et al：The tongue biofilm metatranscriptome identifies metabolic pathways associated with the presence or absence of halitosis. NPJ Biofilms Microbiomes, **8**(1)：100, 2022.
10) Etebarian A, Sheshpari T, Kabir K, et al：Oral Lactobacillus species and their probiotic capabilities in patients with periodontitis and periodontally healthy individuals. Clin Exp Dent Res, **9**：746-756, 2023.
11) de Barros Motta P, Motta LJ, Campos TM, et al：Effect of Photodynamic Therapy on Halitosis：A Systematic Review of Randomized Controlled Trials. Sensors(Basel), **22**：469, 2022.
12) Stoodley P, DeBeer D, Longwell M, et al：Tonsillolith：Not just a stone but a living biofilm. Otolaryngol Head Neck Surg, **141**：316-321, 2009.

Summary　膿栓が, 歯周病における口腔内バイオフィルムと極めて組成構造などが類似していることを示した.

13) Jensen A, Fago-Olsen H, Sørensen CH, et al：Molecular Mapping to Species Level of the Tonsillar Crypt Microbiota Associated with Health and Recurrent Tonsillitis. PLoS ONE, **8**：e56418, 2013.
14) Hashemian F, Moez HJ, Rabiei MAS, et al：Comparing the Efficacy of Temperature-Controlled Radiofrequency Tonsil Ablation versus CO_2-Laser Cryptolysis in the Treatment of Halitosis. Iran J Otorhinolaryngol, **30**(98)：159-166, 2018.

Summary　膿栓除去を, バイポーラ高周波電流の施術と炭酸ガスレーザーの施術で術後の痛みなどに, どちらが有利か比較した. 炭酸ガスレーザーのほうが術後の痛みは少なかったこと

を報告している.

15) Erdur O, Celik T, Gul O, et al：Coblation cryptolysis method in treatment of tonsil caseum-induced halitosis. Am J Otolaryngol, **42**：103075, 2021.

16) Dal Rio AC, Passos CA, Nicola JH, et al：CO_2 laser cryptolysis by coagulation for the treatment of halitosis. Photomed Laser Surg, **24**：630-636, 2006.

17) 福田光男：ケース3膿栓による口臭がある患者さん. 福田光男（監）：p. 100-103, 歯科医院でもできる！口臭ケア. クインテッセンス, 2021.

18) 佐々木　泉, 福井　誠, 坂本治美ほか：口臭症患者に認められる揮発性硫黄化合物と口腔環境との関連性. 口腔衛生会誌, **73**：197-204, 2023.

19) Suzuki N, Beppu R, Yoneda M, et al：Effects of eradication of Helicobacter pylori on oral mal-odor and the oral environment：a single-center observational study. BMC Res Notes, **13**(1)：406, 2020.

20) Kudo Y, Kudo S, Miyachi H, et al：Changes in halitosis value before and after Helicobacter pylorieradication：A single-institutional prospective study. J Gastroenterol Hepatol, **37**：928-932, 2022.

21) 村上多惠子, 福田光男, 三谷章雄ほか：口臭を主訴とする患者に認められた副鼻腔炎の症例. 愛院大歯誌, **48**(1)：27-31, 2010.

22) 大曲紗生, 米田雅裕, 谷口奈央ほか：心理的口臭症の3例―症例報告および考察―. 日口臭誌, **12**(1)：29-36, 2021.

23) 中村幸香, 中川洋一：口腔異常感症の治療により治癒した心因性口臭症の1例. 日口臭誌, **14**(1)：15-21, 2023.

好評
Kampo Medicine
経方理論への第一歩

漢方医学の診断に必要な知識や，診察法について詳しく解説した実践書！
基本となる20処方の基礎・臨床研究やCOVID-19のコラムなどをコンパクトにまとめています！

小川 恵子
金沢大学附属病院
漢方医学科 臨床教授

2020年7月発行
A5判　208頁
定価 3,300円（本体 3,000円＋税）

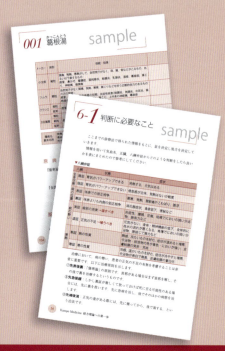

- 0. はじめに
- 1. 望　診
- 2. 聞　診
- 3. 問　診
- 4. 切　診
- 5. 生　薬
- 6. 判断する：実際に処方してみよう
- 7. 漢方薬の副作用
- 8. 感染症の漢方治療
    　　―初期のかぜを中心に―

Colum 短脈と胆気不足について
Colum 『傷寒論』が書かれた時代の感染症
Colum COVID-19
Colum スペイン風邪

巻末　基本の20処方
- 001 葛根湯
- 007 八味丸（八味丸料・八味地黄丸）
- 014 半夏瀉心湯
- 017 五苓散（五苓散料）
- 019 小青竜湯
- 020 防已黄耆湯
- 023 当帰芍薬散（当帰芍薬散料）
- 024 加味逍遙散
- 025 桂枝茯苓丸（桂枝茯苓丸料）
- 027 麻黄湯
- 028 越婢加朮湯
- 030 真武湯
- 032 人参湯・理中丸
- 041 補中益気湯
- 043 六君子湯
- 048 十全大補湯
- 061 桃核承気湯
- 083 抑肝散加陳皮半夏
- 100 大建中湯
- 108 人参養栄湯

全日本病院出版会
〒113-0033　東京都文京区本郷3-16-4　Tel：03-5689-5989
www.zenniti.com　　　　　　　　　　　　Fax：03-5689-8030

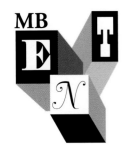

◆特集・"口とのど"の悩みに応える
舌痛症

山村幸江*

Abstract 舌痛症は器質的異常がないにもかかわらず慢性的な舌の痛みや灼熱感を訴える病態である．ただし，器質的要因が存在する二次性舌痛症のほうが多く，器質的要因と神経障害性疼痛が混在する場合もある．したがって，舌痛の診療にあたっては，まず二次性舌痛症の原因となる不良補綴物や歯牙鋭縁の接触や口腔ジスキネジアによる物理的刺激，紅斑性カンジダ症，口腔乾燥症，唾液分泌減少，ビタミンB群や鉄，亜鉛欠乏症などの十分な検索と治療を行う．
狭義の舌痛症および混在型には神経障害性疼痛に対する薬物療法を行う．神経障害性疼痛薬物療法ガイドラインでは Ca^{2+} チャネル $\alpha_2\sigma$ リガンド，三環系抗うつ薬やセロトニン・ノルアドレナリン再取り込み阻害薬などを推奨している．クロナゼパムの局所投与はランダム化比較試験で有効性が認められている．漢方も選択肢となり，加味逍遙散，小柴胡湯，柴朴湯，黄連湯，附子などが有効との報告がある．

Key words 舌痛症(glossodynia)，紅斑性カンジダ症(erythematous candidiasis)，亜鉛欠乏症(Zinc deficiency)，漢方(Kampo medicines)，クロナゼパム局所投与(topical clonazepam)

はじめに

器質的異常を伴わない慢性の口腔痛・灼熱感を呈する病態は口腔灼熱症候群(burning mouth syndrome：BMS)，症状が舌に限局すると舌痛症と呼ばれる．BMSは，心身のストレスや癌恐怖が引き金となることがあるために従来は心因性の病態とみなされてきたが，現在では神経障害性疼痛，つまり口内の知覚にかかわる末梢ないし中枢神経自体の病変によって生じる疼痛と考えられている．

とはいえ，一見しては局所異常がない舌・口内痛の多くは器質的病変が存在する二次性舌痛症で，器質的要因と神経障害性疼痛が混在する場合もある．そこで本稿ではまず二次性舌痛症の鑑別診断と治療について，続いて狭義の舌痛症の治療について述べる．

舌痛を生じる病態

舌痛や口内痛をきたすが視診上は必ずしも異常を認めない，二次性舌痛症の原因疾患を表1に示す．局所要因として重要なのは粘膜微小外傷を生じる慢性刺激で，不整歯列や歯の鋭縁，不良補綴物，舌ジスキネジア，舌磨きや舌を歯に押し付けるなどの口腔習癖，刺激物となる洗口剤や歯磨粉含有のエタノールや発泡剤，香辛料の摂取などが原因となる．歯科材料金属アレルギー，ドライマウス，紅斑性カンジダ症，神経痛のうち歯科治療による舌・下歯槽神経傷害，帯状疱疹後神経痛，三叉・舌咽神経痛，舌・口腔底の悪性腫瘍も二次性舌痛症の局所的要因となる．局所外の要因としては，鉄，亜鉛，ビタミン B_{12} および葉酸欠乏，小脳橋角部腫瘍や脳梗塞，脱髄性疾患といった中枢疾患がある．

---

* Yamamura Yukie，〒162-8666 東京都新宿区河田町8-1　東京女子医科大学耳鼻咽喉科，准教授

表 1. 二次性舌痛症の原因

局所的要因
接触刺激：歯列不整や歯の鋭縁，不良補綴物，舌ジスキネジア
口腔習癖：舌磨き，舌を歯に押し付ける癖
刺激物摂取洗口剤・歯磨粉のエタノールや発泡剤，香辛料
歯科材料金属アレルギー
ドライマウス
紅斑性カンジダ症
神経痛：歯科治療による舌・下歯槽神経傷害，帯状疱疹後神経痛
　　　　三叉・舌咽神経痛
悪性腫瘍：口腔底・舌根部腺様嚢胞癌
局所外要因
鉄欠乏（Plummer-Vinson 症候群），亜鉛欠乏
ビタミン B_{12} 欠乏（Hunter 舌炎），葉酸欠乏
中枢疾患：小脳橋角部腫瘍，脳梗塞，脱髄性疾患など

痛みや痺れ感が片側の場合には，舌・口腔底の悪性腫瘍と小脳橋角部病変の除外診断が必須である．舌の痺れ感を主訴とした舌下腺腺様嚢胞癌で確定診断までに 10 年を要した症例が報告されている[1]．井野ら[2]は，片側辺縁の舌痛では脳腫瘍を念頭に置くべきと述べている．脳腫瘍が関連した 6 例を含む舌痛症 453 例の検討で，痛みの部位が腫瘍例では全例が片側辺縁であったのに対して非腫瘍例ではもっとも多いのが舌尖 194 例（42.8%），次いで全体が 79 例（17.4%）で，片側辺縁は 57 例（12.6%）に留まったという．また，腫瘍例は全例に耳鳴を自覚し，めまいと味覚障害の自覚率も高かった．一方で，腫瘍例でも狭義の舌痛症の特徴とされる「食事の際に痛みを自覚しない」は 6 例中 5 例にみられたことや，神経症的傾向やストレス要因をもって安易に心因性の痛みと判断すべきでないことを強調している．

器質的要因が存在しない舌痛が狭義の舌痛症である．その頻度は，大学病院歯科口腔外科外来受診に舌症状で受診した患者 104 人についての検討[3]では 16 例（15.4%）にとどまったという．したがって，舌痛を訴える症例ではまず十分な器質的要因の検索と対応が重要である．

舌痛の診断

舌痛の診断の流れを図 1 に示す．問診では局所要因となりうる舌磨き習慣や舌を歯におしつける癖，刺激性の洗口剤や歯磨き剤の使用状況を聞く．多剤服薬ではドライマウスと亜鉛欠乏を，プロトンポンプ阻害薬と抗糖尿病薬の長期服用ではビタミン B_{12} 欠乏を生じることがある．口腔癌のリスク因子となる飲酒・喫煙歴の確認も重要である．

視診では，歯牙および補綴物の不整・鋭縁とともに舌縁の圧痕や不随意運動（ジスキネジア）の有無を確認する．舌乳頭萎縮や発赤，口腔粘膜の乾燥と発赤，口角炎を認めた場合は鉄・ビタミン B_{12}・葉酸欠乏，ドライマウス，紅斑性カンジダ症の鑑別が必要である．

口腔カンジダ培養で陽性所見を得るためには十分な検体量が必要である．山崎[4]は，検出率を上げるためとして舌背をデンタルミラーで 10 回程度擦過して得た白濁した唾液検体をミラーで直接培地に塗抹・培養する方法を紹介している．綿棒で採取する場合でもミラーで直接塗抹するよりは検出率は劣るが，擦過で得た白濁唾液を綿棒に十分含ませて採取するとよいという．

唾液分泌量の評価には安静時および刺激時の唾液量測定（ガムテスト）が簡便かつ有用で，それぞれ 10 分間の正常値は 1 mL および 10 mL 以上となる．初回は少なく出る傾向があるため，日を変えて再検するのが望ましい．舌痛症には味覚障害も併発することが多いため，味覚機能検査も可能なら行いたい．検査機器がない場合は，自覚症状を Visual Analogue Scale（VAS）を用いて経時的に評価するのもよい．

```
              ┌──────────┐
              │   問診   │
              └────┬─────┘
                   ▼
┌─────────────────────────────────────────────────┐
│ 局所刺激要因：  舌磨き習慣・歯に押し付ける癖，洗口剤や歯磨き粉 │
│ 服薬：        多剤服用（ドライマウス・亜鉛欠乏）           │
│              プロトンポンプ阻害薬，抗糖尿病薬（ビタミンB₁₂欠乏）│
│ 飲酒・喫煙歴                                        │
└─────────────────────────────────────────────────┘

              ┌──────────┐
              │   視診   │
              └────┬─────┘
                   ▼
┌─────────────────────────────────────────────────┐
│ 歯牙：  歯・補綴物の不整・鋭縁                          │
│ 舌：   舌縁の圧痕・不随意運動（歯との接触）               │
│        舌乳頭萎縮・発赤、口腔粘膜乾燥・発赤，口角炎        │
│        （鉄・ビタミンB₁₂・葉酸欠乏，ドライマウス，紅斑性カンジダ症）│
└─────────────────────────────────────────────────┘

              ┌──────────┐
              │   検査   │
              └────┬─────┘
                   ▼
┌─────────────────────────────────────────────────┐
│ 血液検査：    血算・鉄・亜鉛・ビタミンB₁₂・葉酸           │
│ カンジダ培養： 舌表面を十分に擦過して採取する             │
│ 安静時・刺激時唾液量測定    可能なら味覚検査              │
└─────────────────────────────────────────────────┘
```

図 1. 舌痛症診療の流れ（カッコ内は疑う病態）

二次性舌痛症への対応

1．ドライマウスによる舌痛症

　ドライマウス（口腔乾燥症）は唾液の減少や口呼吸などによる口腔粘膜水分の喪失によって生じる症候である．高齢女性に多くみられ，加齢による唾液腺機能低下，向精神薬や降圧薬などの服薬の影響および咀嚼機能低下による唾液分泌刺激の減少が複合的に関与する．唾液は粘膜保護や抗菌作用をもつ種々の成分を含むため，唾液が減少するドライマウスでは，二次性舌痛症の原因となる粘膜微小外傷や紅斑性カンジダ症を生じやすくなる．

　ドライマウスへの対応としては，まずガムをかむなどの咀嚼刺激と十分な口腔ケアを行い，あわせて外用口腔保湿剤を用いる．口腔ケアは咀嚼機能保持のためにも重要で，歯科定期通院も積極的に勧める．処方可能な口腔保湿剤としては人工唾液（サリベート®）がある．グリセリンを含嗽薬に適宜混和させたものを用いてもよい．市販の口腔ケア用品でグリセリンやヒアルロン酸などの保湿成分や潤滑剤を主成分としたものも有用である．一方で，粘膜刺激性があるエタノールやメントー

ルを含む製品は使用を避けたほうがよい．

　外用薬で効果が不十分な場合は，白虎加人参湯などの漢方，唾液分泌促進薬でシェーグレン症候群に保険適用がある M3 ムスカリン作動薬のピロカルピンおよびセビメリンの投与が選択肢となる．M3 ムスカリン作動薬は唾液腺機能が残存している場合には有効な一方，発汗や消化管刺激症状といった副作用の発現率も高いため，1 日 1 回といった少量からの開始や 1 包を複数回に分割投与する方法も選択肢となる．

2．口腔カンジダ症による舌痛症

　口腔カンジダ症は口腔常在菌の一つである *Candida albicans* が異常増殖した状態である．病型は偽膜性カンジダ症，紅斑性カンジダ症および肥厚性カンジダ症に分けられ，二次性舌痛症と関連が深いのが紅斑性カンジダ症である．紅斑性カンジダ症はカンジダが粘膜下に増殖した型で，ドライマウス患者や義歯床下に好発する．視診上は舌乳頭萎縮を伴う発赤，口腔粘膜の境界明瞭な紅斑を呈し，口角炎も生じる．症状は，無症状も多い偽膜性カンジダ症とは対照的に，痛みや灼熱感を訴え，香辛料への過敏性や金属味や苦味といっ

た自発性異常味覚もみられる.

口腔・咽頭カンジダ症の治療には，ミコナゾールゲル・付着錠，アムホテリシンBシロップを用いる．HIV感染症に伴うカンジダ症にはクロトリマゾールトローチも選択肢となる．処方の際の注意点として，ミコナゾールは薬物代謝酵素のCYP3AおよびCYP2C9を阻害するため併用禁忌薬や相互作用を有する薬剤が多い．併用禁忌薬には抗血栓薬のワルファリン，リバーロキサバン，脂質異常治療薬のシンバスタチン，ロミタピドメシル酸塩，降圧薬のアゼルニジピン，オルメサルタンといった服用者の多い薬剤もあるため，ミコナゾールの処方にあたっては服薬歴を特に慎重に確認する．併用禁忌や慎重投与薬を服用中の場合や軽症例，培養陰性の疑い例では，アムホテリシンBシロップないし，真菌に有効なポビドンヨードの含嗽を選択する．カンジダが消失したのちも再発防止のために口腔ケアを励行する．ドライマウスに対する口腔保湿剤使用は，カンジダ菌の口腔粘膜付着，侵入を抑制する効果も期待できる[5].

3．亜鉛欠乏と舌痛症

亜鉛欠乏症で生じる口腔内の症候としては味覚障害がよく知られているが，舌痛や唾液減少もきたすことがある．田中ら[6]によれば舌痛を訴えた53例中26例が亜鉛欠乏症および疑い例で，亜鉛補充のみを行った10例中7例で舌痛が消失したという.

血清亜鉛値による亜鉛欠乏症の診断基準は60 μg/dL 未満が欠乏症だが，60～80 μg/dL 未満も潜在性亜鉛欠乏と判断され[7]，症状があれば亜鉛補充療法の適応となる．血清亜鉛値評価の際の注意点として，亜鉛値は午前中と比較して午後には約20%低下し，食後にも低下するため，経時的評価には同一時間帯，できれば午前の空腹時測定が望ましい．高銅血症は潜在性亜鉛欠乏を示唆し，亜鉛補充で銅欠乏をきたすことがあるため亜鉛とともに血清銅も測定するのがよい．亜鉛補充療法中は1～2か月後毎に血清亜鉛値を再確認し，血清亜鉛値250 μg/dL を超える場合は減量する.

亜鉛補充療法は数か月～1年以上継続する必要がある．亜鉛欠乏症による舌痛症の治療効果発現までには数か月間以上を要する．自験例では，亜鉛補充療法の効果発現までの期間は，味覚障害では中央値が3か月であった[8]が，併発する舌痛の軽快は味覚障害より遅く，1年以上を要する例もあった.

4．ビタミンB$_{12}$・葉酸欠乏による舌痛症

ビタミンB$_{12}$欠乏症による舌炎（Hunter舌炎）も舌痛や味覚障害の原因となる．葉酸欠乏によっても同様の症状が出現する．Hunter舌炎は，典型例は胃切除後に生じるが，慢性萎縮性胃炎やプロトンポンプ阻害薬の長期内服例でも生じうる．したがって，診断には胃切除歴や服薬歴の確認が重要である．舌所見は舌乳頭が萎縮した赤い平滑舌を呈し，紅斑性カンジダ症と鑑別を要することもある．血液所見は大球性貧血を示すが，鉄欠乏を伴う場合には正球性や低色素性貧血を呈することもある．治療はビタミンB$_{12}$ないし葉酸投与である．ビタミンB$_{12}$は注射のほうが早期に効果が得られるが，内服でも有効である.

（狭義の）舌痛症

1．舌痛症の病態

器質的異常を伴わない狭義の舌痛症は主に更年期から閉経後の女性に生じ，性比は女性が男性の2.5～7倍とされる．発症機序については，患者の約4割にうつ病や不安障害，身体表現性障害といった精神疾患が併存することや，一般的な鎮痛薬が無効な一方で三環系抗うつ薬が有効であることから，従来は心因が主体とされてきた．しかし，近年になって舌組織の神経変性や関連脳部位の機能的変化を示唆する所見などが報告され，現在では神経障害性疼痛の一つと位置付けられている[9].

舌痛症における痛みの部位は舌の前方2/3がもっとも多く，口蓋粘膜や歯肉，口腔内全体に及ぶこともある．一方で，頬粘膜や口腔底は少ない．痛みの性質はヒリヒリする，焼けるような，火傷をしたような，あるいは痺れたよう，と表現され

る．随伴症状として味覚異常，特に自発性異常味覚や口腔乾燥感を訴えることもある．痛みを自覚する状況は一般に安静時に悪化する一方で会話や摂食中，他のことに集中している間には痛みが和らぐ．睡眠にもほとんど影響しない．

2．狭義の舌痛症の薬物療法

狭義の舌痛症には通常の鎮痛薬は無効で，神経障害性疼痛治療薬を用いる．日本ペインクリニック学会の神経障害性疼痛薬物療法ガイドライン[10]では Ca^{2+} チャネル $\alpha2\delta$ リガンドのプレガバリンおよび三環系抗うつ薬のアミトリプチリンを第一選択薬としている．アミトリプチリンは，抗うつ作用とは異なる機序でより低用量で鎮痛作用をもつ．初期用量は鬱に対しては 75 mg のところ神経障害性疼痛では 1 日 10 mg である．継続投与にあたっては適宜増減するが，高齢者では 75 mg 以上で転倒，100 mg 以上では心臓突然死の発症が増すことが報告されているため，増量は慎重に行う．第二選択薬の一つのワクシニアウイルス接種家兎炎症皮膚抽出液は，神経障害性疼痛の中でも帯状疱疹後神経痛に対して鎮痛効果が示されており，重篤な副作用がないことから安全性が高い．

神経障害性疼痛治療薬の局所投与は耳鼻咽喉科医も取り入れやすい．ベンゾジアゼピン系抗てんかん薬クロナゼパム 1 mg 錠を口腔内の疼痛部位に 3 分間含んだのち吐き出すことを 1 日 3 回繰り返す方法では，多施設ランダム化比較試験 RCT でプラセボと比較して有意に疼痛強度が減少した[11]．有効との報告がある他の薬剤には，単施設の RCT 比較試験でパロキセチン 20 mg/日およびセルトラリン 50 mg/日[12]，症例報告で胃粘膜防御因子増強薬のラフチジン[13]，NMDA 受容体拮抗作用を有するイフェンプロジル[14]がある．

舌痛症で内服抗うつ薬が適応と判断された場合は，精神科への紹介も選択肢となる．患者の抵抗感を減じる説明法として，山田[15]は「『脳内の神経回路のエラーでも疼痛が起こりうる』という表現は患者の理解も比較的よく『心因性』のようなネガティブな印象がない」と勧めている．

漢方も舌痛症治療に用いられる．粘膜微小外傷による二次性舌痛症に対しては，口内炎に保険適用をもつ立効散や黄連解毒湯，ドライマウスに伴う舌痛に対しては白虎加人参湯が選択肢となる．他の方剤については，王[16]は 1986～2014 年に発表された歯科関連疾患に対する漢方薬の効果を評価した論文を検索し，舌痛症に有効な方剤として加味逍遙散（文献上の有効率 53.9～86.0％），小柴胡湯（同 63.6～86.0％），柴朴湯（70～92％），黄連湯（81％），附子（75％）を挙げている．

舌痛症に対する心理療法

心理療法の一つである認知行動療法では，認知すなわち事物のとらえ方を合理的・現実的なものに変容させ（認知療法），適応的な対処方略をとる（行動療法）よう介入を行う．認知行動療法は舌痛症に対しても有効性が報告されている[17]．本格的な施行には専門職の助力と時間を要するが，日常診療の中で痛みに対する不適応的行動，例として「鏡で舌の状態をいつも確認する」「指で触る」といった行動に対して，適応的行動すなわち痛みに注意を向ける代わりに「音楽を聴く」「読書をする」を行うよう勧めることも，認知行動療法の応用となる．

おわりに

舌痛症の診療にあたっては，一見して異常がなくとも器質的要因の十分な検索が必要である．多くの症例は歯科で対応されているが，一般歯科では採血検査・処方に制限もあるため，耳鼻咽喉科医の役割は重要である．

文　献

1) 稲村達哉，岸本麻子，松本あゆみ ほか：舌のしびれを主訴とした舌下腺腺様嚢胞癌の 1 例．口咽科，8：411-415, 1996.
2) 井野千代徳，大津和弥，花田巨志ほか：脳腫瘍を合併した舌痛症（6 例）の臨床的特徴について．耳鼻と臨，67：269-278, 2021.

Summary　舌痛症 526 例の検討で脳腫瘍が関連した 6 例の舌痛症では全例で痛みの部位は片側辺縁であり，耳鳴も自覚した．めまいと味覚障害の自覚率も高かった．

3）桃田幸弘，高野栄之，可児耕一ほか：舌痛などの舌症状を主訴とする患者の臨床統計学的検討─舌痛症の特異性について─．日口顔面会雑, **5**：27-35, 2012.

4）山崎　裕：ワークショップ　舌痛への対処　舌痛症と紅斑性カンジダ症の鑑別を中心に．歯薬療法, **35**：62-67, 2016.

5）阪口英夫：高齢者における口腔カンジダ症の治療と予防．日医真菌会誌, **58**：43-39, 2017.

6）田中正美，冨田　寛：舌痛症と亜鉛欠乏症．口咽科, **4**：99-104, 1992.

7）児玉浩子，板倉弘重，大森啓充ほか：亜鉛欠乏症の診療指針 2018．日臨栄会誌, **40**：120-167, 2018.

8）Yamamura Y, Seo Y, Nonaka M：Etiologies and Treatment Outcomes of 419 Patients with Taste Disorders. TWMUJ, **6**：1-11, 2022.

9）今村佳樹，篠崎貴弘，岡田明子ほか：バーニングマウス症候群（舌痛症）の診断と治療．ペインクリニック, **36**：895-906, 2015.

10）日本ペインクリニック学会神経障害性疼痛薬物療法ガイドライン改訂版作成ワーキンググループ（編）：pp. 48-55，神経障害性疼痛薬物療法ガイドライン 改訂第 2 版．真興交易医書出版部, 2016.

11）Gremeau-Richard C, Woda A, Navez ML, et al：Topical clonazepam in stomatodynia：a randomised placebo-controlled study. Pain, **108**：51-57, 2004.

12）Maina G, Vitalucci A, Gandolfo S, et al：Comparative efficacy of SSRIs and amisulpride in burning mouth syndrome：a single-blind study. J Clin Psychiatry, **63**：38-43, 2002.

13）立花哲也，鈴木　愛，高森基史ほか：舌痛症患者に対するラフチジンとクロチアゼパムの臨床効果の比較検討．日口外誌, **52**：188-194, 2003.

14）藤原正博，金子睦志，水島美由紀：カルバマゼピン抵抗性の三叉神経痛にイフェンプロジルが有効であった 3 例．Palliat Care Res, **10**：501-504, 2015.

15）山田和男：精神疾患としての口腔顔面痛．日口顔面会誌, **1**：17-25, 2008.

16）王　宝禮：歯科口腔外科領域における漢方治療のエビデンス．歯科薬物療法, **34**：23-30, 2015.
Summary　1986〜2014 年に発表された論文が示した有効率を元に歯科関連疾患に対する漢方薬の効果を評価．舌痛症に有効な方剤として加味逍遙散，小柴胡湯，柴朴湯，黄連湯，附子を挙げる．

17）Komiyama O, Nishimura H, Makiyama Y, et al：Group cognitive-behavioral intervention for patients with burning mouth syndrome. J Oral Sci, **55**：17-22, 2013.
Summary　24 例の女性 BMS 患者にグループ認知行動療法を行った．施行前の不安尺度は対照群より有意に高かった．2 回のセッションのあと不安尺度と痛みの評価尺度は有意に下がった．

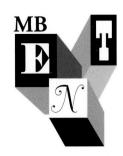

◆特集・"口とのど"の悩みに応える
味覚異常(異味症を含む)

田中真琴*

Abstract 味覚障害は,その症状の性質から量的味覚障害と質的味覚障害に分類される.頻度が高いのは味覚の末梢受容器障害による亜鉛欠乏性味覚障害で,味覚低下や味覚脱失といった量的味覚障害を呈することが多く,亜鉛補充療法によく反応する.一方,自発性異常味覚や異味症といった質的味覚障害は,味覚機能は正常から高度低下にわたり,亜鉛補充療法が効果を示さないことも多い.質的味覚障害のうち味覚機能が正常なものは,味覚伝導路における味覚の認知のゆがみであり,機能性中枢神経障害と考えられる.これらは,抗不安薬や抗うつ薬,漢方薬などが効果を示すことがある.

Key words 量的味覚障害(quantitative taste disorder),質的味覚障害(qualitative taste disorder),自発性異常味覚(phantogeusia),異味症(cacogeusia),障害部位別分類(classification by site of disturbance)

はじめに

味覚障害とは,味覚に何らかの異常が生じる疾患である.味覚障害に亜鉛補充療法が有効であることは知られているが,効果に乏しい症例も経験する.味覚障害の症状や原因は多様であり,そのことが味覚障害治療を難しくしているところではあるが,問診・診察・検査を味覚伝導路のいずれに異常があるのかを意識しながら進めることで,比較的問題が明瞭になることが多い.今回は,味覚障害の診断と治療のポイントを概説する.

味覚障害の症状

患者の訴える味覚異常の性質から,味覚障害は量的味覚障害と質的味覚障害に分類される.それぞれの主な症状を表1に示す.量的味覚障害と質的味覚障害は,それぞれ単独で訴える場合と両方の症状が併存する場合,経過中に変化する場合もある.量的味覚障害は,味覚機能検査で異常を示すが,質的味覚障害の味覚機能検査は正常範囲から高度障害まで様々な結果を示し,一様でない.

味覚伝導路

味覚障害治療には,味覚伝導路の理解が必要である[1].

味覚の受容は,口腔内で咀嚼された食物中の呈味物質が唾液に溶解し,味覚の末梢受容器である味蕾の味細胞の微絨毛に接触することで始まる.味蕾は,30~100個程度の味細胞から成る細胞集団で,特に舌表面の舌乳頭に多く分布する.味細胞には基本味それぞれの味覚受容体が発現していて,呈味物質が受容体を刺激すると,その活動電位が左右4対の味覚神経に伝達される.味覚神経は部位によって異なり顔面神経の分枝である鼓索神経が舌の前方2/3・大錐体神経が軟口蓋を,舌咽神経が舌の後方1/3を,迷走神経が喉頭周囲を支配している.鼓索神経と大錐体神経が合流した中間神経,舌咽神経,迷走神経の味覚神経は,延

---

*Tanaka Makoto, 〒150-0013 東京都渋谷区恵比寿2-34-10 東京都立広尾病院耳鼻咽喉科,医長

表 1. 味覚障害の症状別分類

量的味覚障害	味覚低下：味を薄く感じる 味覚脱失：味が全くしない
質的味覚障害	自発性異常味覚：何も食べていないのに口の中に味がする 異味症：本来の味と異なる味がする 悪味症：何を食べても不味い 味覚過敏：味を強く感じる 解離性味覚障害：特定の味質がわからない

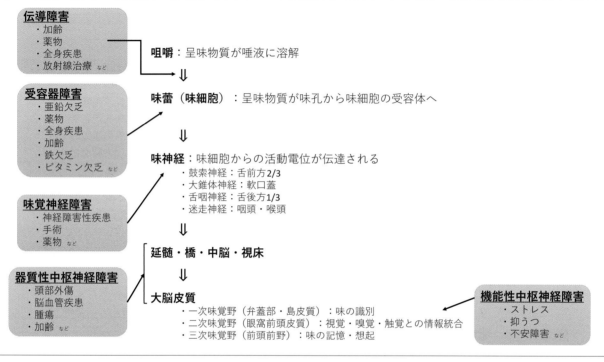

図 1. 味覚障害の障害部位別分類とその原因

髄孤束核でニューロンをかえ，同側の橋を経て，中脳・視床で両側性に大脳皮質まで上行する．一次味覚野は弁蓋部と島皮質に存在し，味の識別を行う．そして，眼窩前頭皮質にある二次味覚野で，嗅覚や一般体性感覚，内臓感覚の情報と統合される．さらに，前頭前野の三次味覚野に送られた情報は，味の記憶や想起といった，より高次の味覚機能に関与する．

味覚伝導路に基づいた味覚障害の障害別分類とその原因（図1）

上記の味覚伝導路のどこにかに異常が生じると味覚障害が出現するため，味覚障害は，以下のように障害部位別に分類される[2)3)]．

1．伝導障害

唾液の減少などで，呈味物質が味蕾に到達しないことで生じる味覚障害である．原因として，加齢，薬物や放射線照射などの医原性，自律神経障害，全身疾患に伴うもの，歯科疾患に伴うもの，咀嚼機能低下などが挙げられる．

2．受容器障害

味蕾の機能障害によって生じるもので，味覚障害の原因で最多である．原因として，微量元素（亜鉛，鉄など）欠乏，ビタミン（ビタミンB_{12}，葉酸など）欠乏，口腔粘膜障害（外傷，熱傷，真菌症，舌炎など），感冒によるもの，全身疾患に伴うもの，医原性（薬物，放射線照射，手術など），加齢，特発性などが挙げられる．

3．味覚神経障害

主に鼓索神経・大錐体神経・舌咽神経の障害で生じる味覚障害である．原因として，医原性（薬物や耳鼻咽喉科・歯科手術による神経障害），末梢神経障害をきたす全身疾患（末梢神経性疾患・糖尿病など），特発性などが挙げられる．

4．中枢神経障害

味覚中枢（脳・脊髄）の障害による味覚障害で，器質性障害と機能性障害に分けられる．

1）器質性障害

頭部外傷，脳血管疾患，脳腫瘍，変性疾患，炎症疾患，加齢などで味覚中枢に異常をきたした状態である．他の重篤な症状に隠れて，味覚障害の症状が前面にでないことも多い．

2）機能性障害

認知機能障害，加齢，精神疾患，心因的ストレスなどで，味覚の認知に異常をきたした状態である．心因性味覚障害とも分類される場合もあるが，明らかな心因的なイベントがなくとも出現することがあり，味覚の認知のゆがみとも考えられている．

5．原因不明

味覚障害の障害部位およびその原因が明確でないものも存在する．ただし，経過中に原因が明らかとなることもあるので，原因探索は常に意識する．

味覚障害の診察・検査

問診，診察，検査を総合的に評価して，原因を推定する．初診時にはその原因が明確でない場合もあるが，経過によって他の症状が出現して明らかになることもあり，常に症状や検査結果を再考することも重要である．

1．問　診

味覚異常の症状の種類，罹病期間，発症の契機，既往症と内服薬の有無の確認，ストレス・不眠の有無，食生活の習慣や嗜好品の有無を確認する．

2．視　診

舌炎，舌苔，口腔内乾燥などの口腔内の所見を確認する．また，鼓索神経障害の原因となる真珠腫性中耳炎などの耳疾患や，嗅覚障害の原因となる鼻副鼻腔疾患の有無も確認する．

3．味覚機能検査

1）電気味覚検査[4]

電気味覚計（TR06 または TR06-A，リオン社製）を使用する．微弱な電流（1～400 μA）を舌に流すと金属を舐めたような味があることを利用した検査法である．測定方法は，各測定部位に直径5 mm の単極導子を接触させ，刺激時間は0.5～1秒間，刺激間隔は1～3秒間で通電し，上昇法で提示する．触覚以外の感覚（鉄を舐めたような味など）がしたらボタンを押してもらい，閾値を記録する．−6～34 dB まで，2 dB ごとの21 段階の刺激が可能である．

2）濾紙ディスク法による味覚検査[4]

甘味，塩味，酸味，苦味の4味質で，5段階の濃度系列に調整された味溶液を1滴垂らした直径5 mm の濾紙を小さな濃度番号から順に検査部位に3秒間置いて，感じた味を答えてもらい，味質を認知できる最小濃度を測定する．これまで，検査キットであるテーストディスク®（三和化学研究所）が使用されていたが，2022 年に販売が中止され市場に供給されていない状態である．そのため，現在は各施設で，検査試薬である味覚液を作製する必要がある．作製方法は，日本耳鼻咽喉科頭頸部外科学会のホームページに掲載されている（https://www.jibika.or.jp/uploads/files/committees/hoken_td_chosei.pdf）．味覚機能検査の実施が困難な場合は，自覚症状の程度を，"正常"を100，"まったく味がしない・我慢できないほど変な味がする"を0として，visual analogue scale（VAS）を用いて記録しておくと症状の変化や治療効果の判定に有用である．

4．血液・尿検査

一般的な血液（血算）・生化学・尿検査に加えて，受容器障害の主因である亜鉛欠乏を評価するため，血清亜鉛，血清銅，アルカリホスファターゼ（ALP）を測定する．血清亜鉛値が上昇すると，血清銅値は低下する傾向にあり，亜鉛は ALP の補

酵素のため，血清 ALP の低値も亜鉛欠乏の指標となる．舌炎の原因となりうる貧血の精査に，血清鉄・不飽和鉄結合能(UIBC)・ビタミン B_{12}・葉酸の測定や，栄養状態の把握のため総蛋白・アルブミンの測定も行う．唾液分泌量の低下を認めるときは，シェーグレン症候群の除外のために抗 SS-A・SS-B 抗体の測定を行うこともある．

5．その他の検査

必要に応じて，唾液分泌量検査である安静時唾液量測定やガムテスト，基準嗅力検査(T & T オルファクトグラム)・静脈性嗅覚検査などの嗅覚機能検査，舌苔培養検査，心理検査(CMI・SDS・STAI など)，認知機能検査(HDS-R・MMSE など)，画像検査(頭部 MRI・側頭骨 CT・副鼻腔 CT など)などを追加する．特に，COVID-19 による嗅覚・味覚障害は，風味障害(味覚異常を訴え受診するが，実際は嗅覚障害が原因である場合)であることが多い[5]ので，嗅覚機能検査は同時に行う．

症状からみた味覚障害の特徴

1．量的味覚障害

味覚機能検査で全領域の閾値が上昇している場合は，受容器障害や伝導障害を疑う．受容器障害は味覚障害の中でもっとも頻度が高く，その主因は亜鉛欠乏であるが，その他の微量元素・ビタミン欠乏でも発症しうる．亜鉛欠乏は味蕾の機能障害をきたす[6]が，亜鉛の補充療法で良好な反応を示す．特定の領域または片側性の味覚低下の場合は，味覚神経障害や器質性中枢神経障害の可能性が高い．機能性中枢神経障害の場合，全領域で高度の閾値上昇を示すことがあるが，味覚機能検査単独で器質的障害と完全に鑑別することは難しく，被検者の自己申告に基づく自覚的検査の限界ともいえる．

2．質的味覚障害

味覚機能検査は正常範囲から高度の閾値上昇まで，多様な結果を示す．亜鉛補充療法が奏効し，受容器障害が示唆される報告[7]もあれば，亜鉛補充療法の効果が乏しく，漢方薬や抗不安薬が有効

で心因的な要素を示唆する報告[8]もある．口腔内真菌症で自発性異常味覚が出現する．薬物の代謝物が唾液中に混入して苦みを感じることもある．

3．口腔乾燥症(ドライマウス)

実際に唾液の分泌量が減少している場合と，唾液量は正常であっても口呼吸などで口腔粘膜が乾燥している場合があり，安静時唾液量測定やガムテストで評価する．唾液分泌量の減少は伝導障害の主因であり，口腔粘膜障害から受容器障害をきたすこともある．

4．口腔灼熱症候群(burning mouth syndrome：BMS)・舌痛症

BMS は，一見器質的な異常がないにもかかわらず，3 か月以上にわたり 1 日 2 時間を超えて慢性的な口腔内の疼痛や灼熱感を訴える病態[9]であり，痛みが舌に限局する場合を舌痛症という．神経原性の知覚異常と考えられていて，質的味覚障害を随伴することもある．うつや不安障害など心因的要素の関連の頻度が高いが，心因との関連が強調されすぎると器質的異常を伴う二次性舌痛症を見逃す可能性があり注意が必要である．

5．口腔異常感症(口腔セネストパチー)

セネストパチーとは，明らかな器質的異常が存在しないにもかかわらず，理解不能な奇異な身体異常感覚のことで，口腔内の異常感を口腔異常感症と呼び，時に質的味覚障害を合併する[10]．BMS と症状が重複することもあるが，両者の厳密な区別は確立していない．妄想性障害に分類されることもあるし，脳の機能異常であるとする説もある．

障害部位別分類に基づく味覚障害の治療

いずれの場合も，各障害をきたす原因疾患や薬物が明らかであれば，それらに対応する．

1．伝導障害

口腔ケア(口腔内清潔保持)や必要に応じて歯科治療(義歯調整など)を行う．唾液分泌障害には，ニザチジン(アシノン®)，ピロカルピン塩酸塩(サラジェン®)，漢方薬(麦門冬湯・白虎加人参湯など)を使用することもあるが，適応疾患に注意する．

2．受容器障害

亜鉛補充療法は，特発性および亜鉛欠乏性味覚障害に対し，唯一エビデンスのある治療[11]である．ポラプレジンク（プロマック®，保険審査上で適応外使用可能）や酢酸亜鉛水和物製剤（ノベルジン®，低亜鉛血症が適応）を使用する．短期間では十分な効果が得られないので，少なくとも3〜6か月は継続投与する．また，貧血は舌炎の原因となるため，鉄・ビタミンB$_{12}$・葉酸などが欠乏している場合は，それらの不足物質を補充する．口腔カンジダ症は，ミコナゾール（フロリード®）などを使用する．食生活の問題が微量元素欠乏をきたす場合には，栄養指導が有用な場合も多い．

3．味覚神経障害

医原性など不可逆的な神経障害の場合は，改善が困難なことが多い．

4．中枢神経障害

1）器質的障害

原疾患の治療を行うが，改善が困難なことが多い．また，他の重篤な症状に隠れて味覚障害が顕在化しないことも多い．

2）機能性障害

発症に明らかな心因的ストレスが関与している場合や，うつ病などの精神疾患に伴う症状など，いわゆる心因性味覚障害の場合と，そのような心因的なイベントが明らかでない場合がある．特に，自発性異常味覚や異味症といった症状が主体で，味覚機能検査が正常な場合は，味覚伝導路の一次味覚野までは異常がなく，さらに高次の味覚野での障害が示唆され，味覚の認知のゆがみと考えられている．

① 薬物療法

心因性味覚障害に対し，抗不安薬や抗うつ薬を使用することがある．ロフラゼプ酸エチル（メイラックス®）などのベンゾジアゼピン系薬剤，エスシタロプラム（レクサプロ®）などのSSRI，デュロキセチン（サインバルタ®）などのSNRI，ミルタザピン（リフレックス®）などのNaSSAなどが，治療の選択肢となりうる[12)13)]．特に，ベンゾジアゼピン誘導体は，GABA作動薬としてGABAの減少した自発性異常味覚患者に効果を示した報告[14]や，GABAA受容体に共存するベンゾジアゼピン受容体に結合することで，「おいしさ」そのものを特異的に増強する効果が指摘[15]されていて，実臨床でも効果を実感することが多い．

また，漢方薬が効果的なこともある．小柴胡湯，補中益気湯，八味地黄丸，加味逍遙散，人参養栄湯などがよく使用される．

② 認知療法

質的味覚障害は，聴覚路の異常な活性である耳鳴と類似しているともいわれる．耳鳴に対する認知行動療法のように，認知の偏りを修正すると，問題解決を手助けできる場合がある．具体的には，味覚伝導路を示し，質的味覚障害が「気のせい」ではなく，医療者が「それは実際に感じていることである」と共感し，そのうえで「不快に感じている症状をゼロにすることを目標としない（共存する）」「気にしすぎると悪化する」ことを説明する．認知のゆがみであることが納得できると，日常生活での苦痛度が減少することも多い．

③ 栄養指導

味覚障害に抑うつなどが加わると，食事量が減少し，特に高齢者はフレイルへと移行しやすい．そのため，栄養指導や食事の工夫が有用[16]である．特に症状が強い場合は，栄養の偏りを気にせず，食べられるものを積極的に摂取し，体力を維持することに主眼をおくよう説明する．また，症状に応じた調理法も提案する．たとえば，食べ物が苦く感じるなどの異味症の場合，味噌汁やスープといった液体物は食べ物が比較的舌の上を通過して嚥下できるので苦味を感じにくいといわれている．また，何も食べてなくても苦いなどの自発性異常味覚の場合，酸味のあるキャンディーなどで症状が軽快する．

おわりに

味覚障害の原因・診断・治療について概説した．常に，味覚伝導路を意識して診療にあたると整理

しやすい．味覚障害の治療は，亜鉛補充療法が一般的であり，実際に頻度も高く，効果的である．一方，受容器障害以外の味覚障害，特に質的味覚障害には効果が乏しいこともある．質的味覚障害には，抗不安薬などの薬物治療に加えて，認知療法や栄養指導を通じた患者の不安への共感や寄り添いも重要である．

文 献

1) 田中真琴：患者さんにも知ってほしい味覚のしくみ．耳咽頭頸，**91**(12)：998-1002, 2019.

2) 西田幸平，小林正佳，竹内万彦：味覚障害診断『みらい』への提言．口咽科，**31**：155-160, 2018.

3) 任　智美：味覚障害の原因診断フローチャート．耳喉頭頸，**91**(12)：1003-1007, 2019.

4) 冨田　寛：味覚障害の全貌：pp. 99-145. 診断と治療社，2011.

5) 新型コロナウイルス感染症による嗅覚，味覚障害の機序と疫学，予後の解明に資する研究．厚生労働省科学研究成果データベース．https://mhlw-grants.niph.go.jp/project/146094
Summary　アルファ株流行期間の国内の無症状から中等症の患者のうち，嗅覚障害が58%に，41%に味覚障害を認めたと報告している．

6) 冨田　寛：味覚の病態　1. 味覚異常の原因．本庄　巌（編）：pp. 422-434，CLIENT 21　No. 10 感覚器．中山書店，2000.

7) 冨田　寛：味覚障害の臨床—とくに自発性異常味覚と特発性味覚障害．脳の科学，**24**：1049-1059, 2002.

8) 西井智子，任　智美，梅本匡則ほか：質的および量的味覚異常の比較検討．口咽科，**31**：131-135, 2018.
Summary　質的味覚異常例は量的異常例と比較して，亜鉛補充療法の効果が低いと報告している．

9) International Classification of Orofacial Pain, 1st edition(ICOP). Cephalalgia, **40**(2)：129-221, 2020.

10) 玉井眞一郎，上里彰仁，甫母瑞枝ほか：口腔内セネストパチー　精神科と歯科の連携．精神科，**22**：517-521, 2013.

11) Sakagami M, Ikeda M, Tomita H, et al：A zinc-containing compound, Polaprezinc, is effective for patients with taste disorders：randomized, double-blind, placebo-controlled, multi-center study. Acta Otolaryngol, **129**：1115-1120, 2009.

12) 高橋宏昌，豊福　明，池山尚岐ほか：自発性異常味覚に対するロフラゼプ酸エチルの使用経験．日歯心身，**21**(1)：23-26, 2002.

13) 河野　航，田中真琴，野村泰之ほか：質的味覚異常に対するデュロキセチンの使用経験．耳鼻臨床，**115**(4)：283-287, 2022.
Summary　舌痛を伴う質的味覚異常患者に対するデュロキセチンの有効性を報告している．

14) Henkin RI, Potolicchio SJ Jr, Levy LM, et al：Improvement in smell and taste dysfunction after repetitive transcranial magnetic stimulation. Am J Otolaryngology, **32**：38-46, 2011.

15) 山本　隆：おいしさのメカニズム．総合臨床，**53**：2719-2725, 2004.

16) 田中真琴：味覚障害の現状と栄養指導の実際．臨床栄養，**133**(7)：925-927, 2018.

好評

小児の睡眠呼吸障害マニュアル 第2版

編集
宮崎総一郎（中部大学生命健康科学研究所特任教授）
千葉伸太郎（太田総合病院附属睡眠科学センター所長）
中田　誠一（藤田医科大学耳鼻咽喉科・睡眠呼吸学講座教授）

2020年10月発行　B5判　334頁　定価7,920円（本体7,200円＋税）

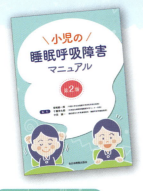

2012年に刊行し、大好評のロングセラーがグレードアップして登場！

睡眠の専門医はもちろんのこと、それ以外の医師、研修医や看護師、睡眠検査技師、保健師など、幅広い医療従事者へ向けた「すぐに役立つ知識」が満載。最新の研究成果と知見を盛り込んだ、まさに決定版といえる一冊です！

CONTENTS

Ⅰ　はじめに
小児の睡眠／小児の睡眠健康指導（乳幼児から6歳まで）

Ⅱ　小児の閉塞性睡眠呼吸障害の overview
耳鼻咽喉科の立場から／小児科の立場から

Ⅲ　小児睡眠呼吸障害の病態
小児の気道閉塞性／乳幼児睡眠と呼吸循環調節からみた乳幼児突然死症候群（sudden infant death syndrome：SIDS）／小児睡眠呼吸障害と成長／小児睡眠呼吸障害と循環器系，夜尿，胸部変形の影響／小児睡眠呼吸障害と顎顔面発達／小児睡眠呼吸障害の季節性変動／姿勢と睡眠呼吸障害／小児睡眠呼吸障害の影響（認知機能・発達の問題）

Ⅳ　鼻と睡眠呼吸障害
鼻と睡眠呼吸障害／鼻と通気性／小児睡眠呼吸障害とアレルギー性鼻炎／鼻呼吸障害の顎顔面への影響

Ⅴ　小児睡眠呼吸障害の疫学

Ⅵ　小児睡眠呼吸障害の診断
診断基準／質問紙（OSA-18）／問診／鼻咽頭の診察／ビデオ／画像診断①―単純X線―／画像診断②―CTの有用性―／酸素飽和度モニター／睡眠ポリグラフィ（polysomnography：PSG）検査

Ⅶ　手術治療
アデノイド切除・口蓋扁桃摘出術の手術適応（年齢も含めて）／アデノイド切除・口蓋扁桃摘出術／麻酔管理／鼻手術／1～3歳の口蓋扁桃摘出術（免疫機能も含めて）／手術困難例／顎顔面手術（奇形，上顎骨急速拡大（RME）を含む）

Ⅷ　保存治療
n-CPAP療法／内服治療／点鼻／補完的治療法としての口腔筋機能療法（Myofunctional therapy：MFT）の可能性

Ⅸ　周辺疾患
中枢性睡眠時無呼吸症候群／先天性疾患と睡眠呼吸障害／肥満と睡眠呼吸障害／軟骨無形成症児の睡眠呼吸障害／ダウン症候群と睡眠呼吸障害（舌下神経刺激も含む）／プライダー・ウィリー症候群／神経筋疾患と睡眠呼吸障害／重症心身障害児（者）と睡眠呼吸障害

Ⅹ　睡眠呼吸関連の略語，用語解説

Column
眠る前の環境を整えて，子どもの睡眠改善／子どもの睡眠不足症候群／子どものいびき相談／漏斗胸は睡眠時無呼吸症候群が原因？／中学生の夜尿症と睡眠時無呼吸症候群／睡眠時無呼吸症候群は遺伝するか？／夜驚症について／肺性心の例（私の忘れられない小児 SAS の出発点）／鼻茸による重症の睡眠時無呼吸症例／眠れない母親と空気清浄機／局所麻酔の口蓋扁桃摘出術／忘れられない子どもの例／手術直後にヒヤリとした一例／いびきがないとものたりない？／双子の OSA／忘れ得ぬ症例　ムコ多糖症の睡眠呼吸障害／食べられない子どもと SDB／OSA 児鎮静の恐怖／保存療法が著効した乳児重症睡眠呼吸障害患者の母親からの手記

全日本病院出版会

〒113-0033　東京都文京区本郷 3-16-4　Tel：03-5689-5989
www.zenniti.com　Fax：03-5689-8030

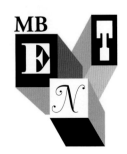

◆特集・"口とのど"の悩みに応える
扁桃肥大の取り扱い

本間あや*

Abstract 扁桃肥大による上気道狭窄は，閉塞性睡眠時無呼吸(obstructive sleep apnea：OSA)をはじめとする様々な疾病・障害の原因となる．特に小児OSAでは，成長・発達障害の原因となることもあり，早期治療介入が望まれる．扁桃肥大による鼻呼吸障害のため開口呼吸が慢性化すると，顎顔面形態異常をきたす可能性があり，成人発症OSAの要因にもなる．扁桃肥大を伴う小児OSA治療の第一選択はアデノイド切除術・口蓋扁桃摘出術であるが，軽症～中等症OSAでは保存療法が選択されるようになってきた．手術適応に関しては，年齢，OSA重症度，合併症を考慮し，高リスク症例においては専門施設への紹介が望ましい．扁桃肥大を伴う成人OSAにおいても扁桃摘出術は効果的ではあるが，肥満や扁桃以外に上気道狭窄部位がある症例では治療効果が低い．

Key words 扁桃肥大(tonsillar hypertrophy)，アデノイド(adenoid)，アデノイド切除・口蓋扁桃摘出術(adenotonsillectomy)，閉塞性睡眠時無呼吸(obstructive sleep apnea)，睡眠呼吸障害(sleep disordered breathing)

はじめに

咽頭扁桃肥大(以下，アデノイド)・口蓋扁桃肥大は小児における閉塞性睡眠時無呼吸(obstructive sleep apnea：OSA)を含む睡眠呼吸障害(sleep disordered breathing：SDB)の主たる原因となる．また，アデノイド肥大による鼻呼吸障害がもたらす慢性的な開口呼吸は，顎顔面形態異常の原因となる．成人においても，開口呼吸では下顎や舌が後退し，咽頭腔の狭小化，上気道開大筋の弛緩によって，OSAの症状が悪化する．本稿では，アデノイド・口蓋扁桃肥大に関して，特にOSAに及ぼす影響という観点からその取り扱い方について述べる．

扁桃肥大の評価法

口蓋扁桃肥大の評価には，従来 Mackenzie・山本分類が用いられてきた．Mackenzie・山本分類では，1度が後口蓋弓を越えて突出しているが軽度のもの，2度が後口蓋弓を越えて突出しており正中と後口蓋弓の中間にまで及ぶもの，3度が正中にまで突出しており互いに接するものと分類される．近年は，成人の場合はFriedman分類(図1)，小児の場合はBrodsky分類(図2)が用いられている[1)2)]．Friedman分類では0度(口蓋扁桃摘出後)～4度までの5段階に分類され，1度は口蓋扁桃が後口蓋弓を越えないもの，2度，3度，4度はそれぞれMackenzie・山本分類の1度，2度，3度に相当する．Brodsky分類では，口蓋扁桃と中咽頭の横径比によって扁桃肥大を分類しており，Friedman分類よりも客観性が高い．

アデノイド肥大の評価には，X線側面像と鼻咽腔内視鏡が用いられる．X線側面像を用いた評価法には，アデノイドと鼻咽頭径の直線比(adenoidal-nasopharyngeal ratio：AN比)で評価するものがある(図3)[3)]．しかし，X線側面像では鼻咽腔

* Honma Aya, 〒060-8638 北海道札幌市北区北15条西7丁目　北海道大学大学院医学研究院耳鼻咽喉科・頭頸部外科学教室，助教

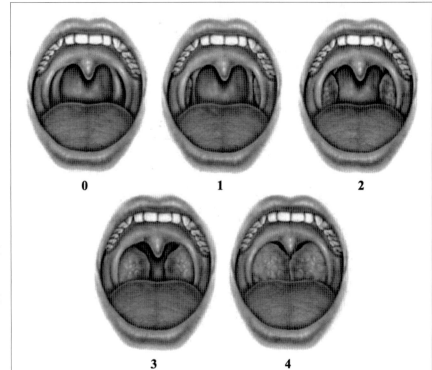

図 1.
Friedman による口蓋扁桃肥大の分類
0度：口蓋扁桃摘出後
1度：口蓋扁桃が後口蓋弓を越えないもの
2度：口蓋扁桃が後口蓋弓まで達するもの
3度：口蓋扁桃が後口蓋弓を越えて突出しているが正中まで達しないもの
4度：口蓋扁桃が正中まで突出し互いに接するもの
（文献1より引用）

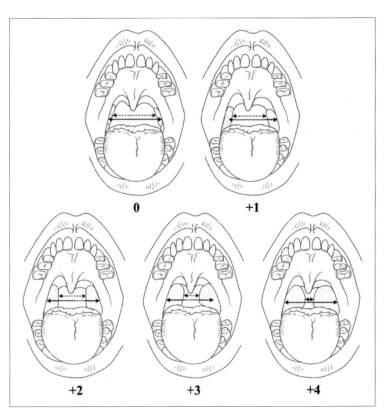

図 2.
Brodskly による口蓋扁桃肥大の分類
　0：口蓋扁桃が扁桃窩に限局
＋1：口蓋扁桃は中咽頭横径の25%未満
＋2：口蓋扁桃は中咽頭横径の25%以上50%未満
＋3：口蓋扁桃は中咽頭横径の50%以上75%未満
＋4：口蓋扁桃は中咽頭横径の75%以上
（文献2, 4より引用）

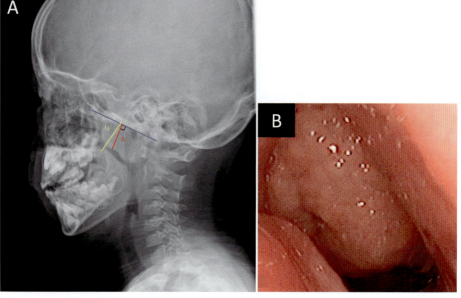

図 3．アデノイド肥大
A：X 線側面像．後頭蓋底の直線部から沿って直線を引き，ここからもっとも前下方へ突出したアデノイド陰影の頂点との距離（A）と，硬口蓋後上縁から蝶形骨-後頭蓋底縫合の前下端までの直線距離（N）を A/N で表したものを AN 比と呼ぶ．
B：内視鏡所見

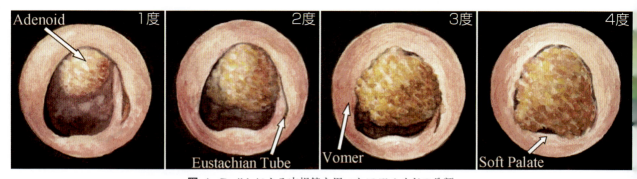

図 4．Parikh による内視鏡を用いたアデノイドの分類
1 度：上咽頭内に一部認めるのみで周囲組織に及ばないもの
2 度：耳管隆起に接するもの
3 度：鼻中隔をなす鋤骨に接するもの
4 度：軟口蓋に接し上咽頭に充満するもの
（文献 5 より引用）

内視鏡と比較してアデノイドを過小評価する可能性があるため，より正確な評価には鼻咽腔内視鏡が適している[4]．鼻咽腔内視鏡を用いたアデノイド肥大の評価には，Parikh 分類が使用される（図4）．Parikh 分類ではアデノイドが周囲組織に接するかによって 4 段階に分類され，1 度は上咽頭内に一部認めるのみで周囲組織に及ばないもの，2度が耳管隆起に接するもの，3 度が鼻中隔をなす鋤骨に接するもの，4 度が上咽頭に充満するものと定義される[5]．

扁桃肥大による障害

扁桃組織の発育はアデノイドから始まり成長とともに口蓋扁桃に移る．乳幼児期では上気道閉塞の原因はアデノイド肥大のみで，幼児期に口蓋扁桃肥大が加わることが多い．一方，顎顔面骨の成

表 1. 小児の閉塞性睡眠時無呼吸の症状

下線部は小児に特徴的な症状

夜　間	日　中
いびき	学業不良
あえぎ呼吸	情緒・行動の問題
呼吸停止	多動・注意力の低下
吸気時の胸の陥凹	攻撃性，頑固さ
異常な体位（頸を反らすなど）	成長障害
体動が多い	眠気・居眠り
多汗	頭痛（特に朝）
夜間頻尿・夜尿	朝の口内乾燥感

（文献 6 より引用）

表 2. 小児の閉塞性睡眠時無呼吸の診断基準

診断基準（基準 A と B を満たす）

A. 以下の最低 1 つが存在する
　1. いびき
　2. 努力性，奇異性，または閉塞性呼吸がその小児の睡眠中に認められる
　3. 眠気，多動，行動，学習の問題がある

B. 終夜睡眠ポリグラフ（PSG）で，以下のうち最低 1 つを認める
　1. 睡眠 1 時間あたり，1 回以上の閉塞性無呼吸，混合性無呼吸あるいは低呼吸
　または，
　2. 総睡眠時間の少なくとも 25％以上が高炭酸ガス血症（動脈血炭酸ガス分圧（$PaCO_2$＞50 mmHg）であることで定義される閉塞性低呼吸パターンで，以下のうち最低 1 つを伴う
　　a. いびき
　　b. 吸気時鼻圧波形の平坦化
　　c. 胸腹部の奇異運動

（文献 7 より引用）

表 3. 扁桃肥大による症状

鼻症状	耳症状	外　観	全身症状
・鼻閉	・反復性中耳炎	・アデノイド顔貌	・無気力
・口呼吸	・滲出性中耳炎	・咬合不正	・食欲不振
・いびき，無呼吸		・漏斗胸	・頭痛
・副鼻腔炎			・夜尿
・構音障害			・多動
			・成長障害

（文献 8 より改変して転載）

長は思春期までかかるため，小児では軟部組織（アデノイド・口蓋扁桃）に比較して周囲の骨構造物の容積が小さく，アデノイド・口蓋扁桃肥大により容易に咽頭レベルの上気道閉塞をきたしやすい．

1．睡眠呼吸障害

小児では，成人に比較し上気道が虚脱しにくいため，閉塞性無呼吸を生じにくい．また，覚醒閾値が高いため睡眠構築が保たれ，覚醒反応が起こりにくい．したがって，上気道閉塞が覚醒により改善されず持続するため，睡眠中の呼吸機能が障害されやすい．さらに，呼吸数が多く，機能的残機量が少ないため，短い無呼吸や低呼吸であっても著しい酸素飽和度の低下や高二酸化炭素血症を呈することがある．小児においては，無呼吸低呼吸指数（apnea hypopnea index：AHI）や呼吸イベント指数（respiratory event index：REI）のみならず，呼吸数や睡眠姿勢，呼吸努力の有無，日中の症状を総合的に評価することが重要である[6]．

小児の OSA の症状は，いびきや無呼吸に加え，陥没呼吸，頸部伸展，寝汗，夜尿など成人とは異なる症状を認め，日中傾眠よりも学力低下や多動

性，易刺激性など認知行動面の問題が生じやすく，成長や発達に影響を及ぼす可能性がある（表 1）．これらは，睡眠障害国際分類 3 版（International classification of sleep disorders, 3rd ed：ICSD-3）の診断基準にも含まれている（表 2）[7]．また，陥没呼吸が慢性的になると，漏斗胸や鳩胸などの胸郭変形をきたすと考えられている．

2．顎顔面形態異常

アデノイド肥大による上気道閉塞のため鼻呼吸が障害され，開口呼吸となる．慢性的な開口呼吸で，下口唇が下垂し，鼻唇溝が浅く，顔面筋が弛緩した縦長の顔貌（アデノイド顔貌）を呈する[8]．歯列や顎骨，硬口蓋に形態異常が起こり，上顎前突，下顎後退を伴う．顎顔面形態の変容は，将来の成人発症 OSA の要因にもなるため，適切な治療介入が必要となる．

3．その他

アデノイド肥大は滲出性中耳炎，反復性中耳炎と関連深い．滲出性中耳炎は，アデノイド肥大による物理的な影響よりも，感染や炎症による影響によるものと考えられている．また，鼻呼吸障害によって鼻腔内気流が変化し，副鼻腔炎を引き起

こす．鼻腔共鳴が不安定となり，閉塞性鼻声となって発音が鈍く，構音障害をきたす．乳児では鼻閉によって哺乳困難となり，成長障害をきたすこともある．また，口蓋扁桃肥大による咽頭狭窄によって，摂食障害や嚥下障害となる場合もある（表3）．

扁桃肥大に対するアプローチ

1．アデノイド切除術・口蓋扁桃摘出術

米国小児科学会や米国耳鼻咽喉科・頭頸部外科学会のガイドラインでは，アデノイド・口蓋扁桃肥大を伴う小児OSAの治療の第一選択として，アデノイド切除術・口蓋扁桃摘出術が推奨されている[9)10)]．ICSD-3においても手術が第一選択とされているが，手術適応となる年齢やOSA重症度に関する言及はない．本邦においても手術適応基準はいまだ確立されていない．

千葉らは，アデノイド切除術・口蓋扁桃摘出術を施行したSDB小児において，術前に深睡眠を認めず成長ホルモン（growth hormone：GH）分泌が抑制されていた小児では，術後に睡眠構築の改善とGH分泌の増加を認め，手術によりSDBが改善しGH分泌が増加したと推察している[11)]．また，手術を施行した小児OSAにおいて身長・体重のSDスコアの増加，顎骨発育の標準化を認めたと報告している[12)]．手術後の身体発育の程度は介入時期によって異なり，若年層で効果的である．本邦のOSA小児における術後の身長発育に関する長期観察研究では，標準成長曲線まで回復した群の手術時の年齢平均は4.7±1.3歳であり，回復しなかった群の平年齢は6.0±1.5歳であった[13)]．

5～9歳の軽症～中等症のOSAを有する小児を対象とした米国の多施設ランダム化比較試験（Childhood Adenotonsillectomy Trial：CHAT）では，無作為に振り分けられた手術群と保存療法群における治療効果を評価したところ，保存療法群と比較して手術群では有意に症状やQOLの改善，AHIの減少を認め，手術の有効性が明らかとなった[14)]．しかし，発達神経心理学試験のスコア

は両群間で有意差を認めず，また，手術群の79%でAHIの改善を認めた一方で，保存療法群の46%でOSAが治癒していた．軽症～中等症のOSAでは，手術を施行しなくとも半数近くが自然治癒し，発達に関する影響に差がないことも明らかとなった．

アデノイド切除術・口蓋扁桃摘出術後もOSAが残存することがあるが，重症のOSAや肥満，喘息・アレルギー性鼻炎，顎顔面形態異常，基礎疾患を有する症例では術後にOSAが残存する可能が高い．また，7歳以上や夜尿症の合併もOSA残存のリスク要因となる．このようなリスクの高い患児の75%で，また，リスクのない患児でも13～29%で術後にOSAが残存すると報告されている[15)]．米国耳鼻咽喉科・頭頸部外科学会のガイドラインでも，閉塞性SDBの小児にアデノイド切除術・口蓋扁桃摘出術を施行する際，2歳未満，肥満，ダウン症候群，頭蓋顔面異常，神経筋疾患，鎌状赤血球症，ムコ多糖症を合併する症例では，術前の終夜睡眠ポリグラフ検査（PSG）を推奨している．このような症例でも，アデノイド・口蓋扁桃肥大がある場合は，手術によりOSAの重症度が改善する可能性があり，また，術後残存したOSAに対して持続陽圧呼吸（continuous positive airway pressure：CPAP）療法が必要となる際にもアドヒアランスを改善させるため，手術は選択肢に挙がる．特に，アデノイド・口蓋扁桃肥大によって重症な呼吸障害を呈している場合，2歳未満でも哺乳・嚥下困難による接触障害が認められる場合は，手術が望ましい．これらの症例では，術後気道合併症の発症リスクが高いことから，手術を施行する際は設備の整った専門施設において，小児科や麻酔科とも適応を検討したうえで，十分なインフォームド・コンセントを得て施行すべきである．

2．薬物療法

軽症～中等症のOSAやいびき症などのSDBでは保存的治療が主流になりつつある．2023年に発表されたInternational Consensus Statements on

OSAにおいても，軽症〜中等症のOSAでは一定期間の経過観察や薬物療法が望ましいと記載されている[16]．小児では鼻呼吸障害によりSDBを発症しやすく，その原因疾患として，アレルギー性鼻炎，副鼻腔炎，アデノイド肥大が挙げられる．小児SDBにおけるアレルギー性鼻炎の有病率は，SDBのない小児の2.1倍と有意に高く[17]，扁桃肥大がない小児でもアレルギー性鼻炎によりSDBを生じる[18]．また，アレルギー性鼻炎は鼻咽頭の慢性炎症によりアデノイドおよび口蓋扁桃腺の肥大を助長すると考えられている[19]．アレルギー性鼻炎に対する薬物治療や生理食塩水を用いた鼻洗浄は鼻呼吸の改善に効果的であり，アレルギー性鼻炎を伴うOSAの補助療法としても推奨される[16]．

Gozalらは，ステロイドが扁桃組織の増殖と炎症を抑制するという基礎研究の結果をもとに臨床試験を行い，鼻噴霧用ステロイドが軽症OSAの症状軽減に有効であること示した[20)21]．また，鼻噴霧用ステロイドと抗ロイコトリエン薬の併用でも，軽症OSA患児の80%でアデノイドの縮小，AHIや覚醒反応の減少といった有効性が確認されている[22]．モンテルカストを小児の軽症OSAの単独治療として評価したメタアナリシスでは，AHIの改善率は55%（−2.7/h，95%信頼区間：−5.6〜0.3）であり，鼻噴霧用ステロイドとモンテルカストを併用した場合のAHI改善率は70%（−4.2/h，95%信頼区間：−6.3〜−2.0）であった[23]．しかしながら，これらの研究は短期的な転帰（3〜6か月）を評価したものであり，長期的な効果や副作用に関しては不明な点が残る．特に，モンテルカストには神経精神作用の副作用があるため，OSAに対する治療として長期間使用することは疑問視されている[24]．

成人OSAと扁桃肥大

中等症以上の成人OSAに対する標準治療はCPAPであるが，本邦で保険適用とされるのはAHIが20/h以上（または簡易検査で40/h以上）とされている．本邦の診療ガイドラインでは，OSAの治療開始前に上気道疾患の有無について診察が勧められており，上気道疾患や顎顔面形態異常を合併する場合は外科的手術が考慮される[25]．米国睡眠学会ガイドラインでも，①CPAP不忍容，②CPAP圧関連の副作用によるアドヒアランス低下，③著明な上気道解剖学的異常を認める場合は，外科的手術を検討するように推奨されている[26]．手術を施行する際には上気道閉塞部位の診断が重要となり，可能であれば薬物睡眠下内視鏡検査（drug induced sleep endoscopy：DISE）による閉塞部位の同定が推奨されるが，本邦では実施可能施設が限られる．

口蓋扁桃摘出術は，口蓋扁桃肥大を有する成人OSAに対しても有効な治療法である．特に，3〜4度の口蓋扁桃肥大を伴うCPAP不忍容のOSA患者においては口蓋扁桃摘出術が推奨される[16]．成人OSAに対する口蓋扁桃摘出術の効果を解析したメタアナリシスでは，手術により65.2%の症例でAHIが減少し，85.2%の患者で成功（AHI＜20/hかつ50%以上減少），57.4%でOSAが治癒した．また，軽症〜中等症OSAでは全症例が成功し，84%が治癒した[27]．軽症〜中等症のOSAでは単独治療として手術の効果が期待でき，重症例や肥満では治療効果が低いことが明らかとなった．また，Nakataらは，重症OSAにおいてもBMI25未満の患者では扁桃摘出術の成功率は100%であり，CPAP離脱が可能であったと報告している[28]．扁桃肥大を有するOSAでは，重症例であっても，扁桃摘出術によってCPAP適正治療圧が低下し，アドヒアランスを改善させる可能性があるため，OSAの治療として効果的と考える．しかし，肥満や口蓋扁桃以外にも上気道狭窄部位を有する患者では，治療効果は低いため，術前の上気道閉塞部位の同定ならびに，OSAの治療としても減量指導が重要である．

OSA患者の全身麻酔下手術は周術期合併症のリスクがもっとも高い手術であり，特に術後の呼吸障害による合併症が問題となる．したがって，手術時間の短縮，安全な周術期管理のために，整

備が整った医療機関において熟練した術者が手術を施行し，経験豊富な麻酔科医，呼吸管理に精通したスタッフによって周術期管理を行う必要がある．米国麻酔科学会のガイドラインでは，重症OSAでは術前にCPAPを開始し，可能であれば口腔内装置も使用することを推奨している[29]．術後は十分なモニタリング管理を行い，可能であれば早期からCPAPを使用する．

おわりに

扁桃肥大は小児の成長・発達に大きな影響を及ぼす．治療介入が遅れると，成長障害や発達障害，顎顔面形態異常をきたし，成人発症OSAの要因になる可能性がある．扁桃肥大を伴う小児では，いびきや無呼吸などSDBの症状を確認し，早期に治療介入することが重要である．

成人の場合も，扁桃肥大を伴うOSAでは扁桃摘出術により治療効果が期待できる．ただし，OSA患者では周術期合併症を起こしやすく，手術の際には術前から呼吸管理に十分注意する必要がある．

文　献

1) Friedman M, Ibrahim H, Joseph NJ：Staging of obstructive sleep apnea/hypopnea syndrome：a guide to appropriate treatment. Laryngoscope, **114**：454-459, 2004.

2) Brodsky L, Poje C：Head & Neck Surgery-Otolaryngology. 4th Edition：pp. 1183-1186. Lippincott Williams & Wilkins, 2006.

3) 藤岡睦久：小児のアデノイドに関するX線学的研究．日医大誌，**47**(2)：193-197, 1980.

4) 中田誠一：小児の閉塞性睡眠時無呼吸症候群の診断．耳展，**59**(6)：282-290, 2016.

5) Parikh SR, Coronel M, Lee JJ, et al：Validation of a new grading system for endoscopic examination of adenoid hypertrophy. Int J Pediatr Otorhinolaryngol, **135**：684-687, 2006.

6) 加藤久美：睡眠呼吸障害　小児の睡眠障害．日本睡眠学会（編）：pp. 184-188，改訂版臨床睡眠検査マニュアル．ライフ・サイエンス，2015.

7) American Academy of Sleep Medicine. 日本睡眠学会診断分類委員会（訳）：睡眠障害国際分類第3版：pp. 33-36，ライフ・サイエンス，2018.

8) 原渕保明：アデノイド．山下敏夫（編）：pp. 110-111，新図説耳鼻咽喉科・頭頸部外科講座4　口腔・咽頭・喉頭・気管・食道．メジカルビュー社，2000.

9) American Academy of Pediatrics：Clinical practice guideline：diagnosis and management of childhood obstructive sleep apnea syndrome. Pediatrics, **109**：704-712, 2002.

10) Ron BM, Sanford MA, Stacey LI, et al：Clinical Practice Guideline：Tonsillectomy in Children (Update)—Executive Summary. Otolaryngol Head Neck Surg, **160**(2)：187-205, 2019.

11) 千葉伸太郎，足川哲夫，森脇宏人ほか：小児の扁桃肥大による睡眠呼吸障害が成長ホルモン分泌に与える影響についての検討．日耳鼻会報，**101**：873-878, 1998.

12) 千葉伸太郎：小児の睡眠呼吸障害の特徴に関する研究―睡眠呼吸障害からみたアデノイド顔貌―．耳展，**50**(3)：142-156, 2007.

13) Tahara S, Hara H, Yamashita H：Evaluation of body growth in prepubertal Japanese children with obstructive sleep apnea after adenotonsillectomy over a long postoperative period. Int J Pediatr Otorhinolaryngol, **79**(11)：1806-1809, 2015.
　Summry 小児OSAは身体発育に影響を及ぼす．アデノイド切除術・口蓋扁桃摘出術の成長障害に対する治療効果は手術施行時期によって異なるため，適応があれば早期手術が望まれる．

14) Marcus CL, Moore RH, Giordan B, et al：A Randomized Trial of Adenotonsillectomy for Childhood Sleep Apnea. N Engl J Med, **368**：2366-2376, 2013.

15) Gozal D, Tan HL, Kheirandish-Gozal L：Treatment of obstructive sleep apnea in children：handling the unknown with precision. J Clin Med, **9**：888, 2020.

16) Chang JL, Goldberg AN, Alt JA, et al：International Consensus Statements on OSA. Int Forum Allergy Rhinol, **13**(7)：1061-1482, 2023.

17) Cao Y, Wu S, Zhang L, et al：Association of allergic rhinitis with obstructive sleep apnea：A meta-analysis. Medicine, **97**：51, 2018.

18) 兵　行義，濱本真一，雑賀太郎ほか：小児アレルギー性鼻炎―症状といびきの関連性―．日耳

鼻会報, **122**：969-975, 2019.

19) D'Elia C, Gozal D, Bruni O, et al：Allergic rhinitis and sleep disorders in children-coexistence and reciprocal interactions. J Pediatr, **98**(5)：444-454, 2022.

20) Kheirandish-Gozal L, Serpero LD, Dayyat E, et al：Corticosteroids suppress in vitro tonsillar proliferation in children with obstructive sleep apnoea. Eur Respir J, **33**：1077-1084, 2009.

21) Kheirandish-Gozal L, Gozal D：Intranasal budesonide treatment for children with mild obstructive sleep apnea syndrome. Pediatrics, **122**：e149-e155, 2008.

22) Kheirandish-Gozal L, Bhattacharjee R, Bandla HPR, et al：Antiinflammatory therapy outcomes for mild OSA in children. Chest, **146**：88-95, 2014.

23) Liming BJ, Ryan M, Mack D, et al：Montelukast and nasal corticosteroids to treat pediatric obstructive sleep apnea：a systematic review and meta-analysis. Otolaryngol Head Neck Surg, **160**(4)：594-602, 2019.
　Summry　小児 OSA に対する鼻噴霧用スロイドとモンテルカストの治療効果を検討したメタアナリシス．軽症 OSA に対する短期治療としては効果があった．

24) Law SWY, Wong AYS, Anand S, et al：Neuropsychiatric Events Associated with Leukotriene-Modifying Agents：A Systematic Review. Drug Saf, **41**：253-265, 2018.

25) 日本呼吸器学会(監)，睡眠時無呼吸症候群(SAS)の診療ガイドライン作成委員会(編)：睡眠時無呼吸症候群(SAS)の診療ガイドライン 2020. 南江堂，2020.

26) Kent D, Stanley J, Auroraet RN, et al：Referral of adults with obstructive sleep apnea for surgical consultation：an American Academy of Sleep Medicine clinical practice guideline. J Clin Sleep Med, **17**(12)：2499-2505, 2021.

27) Camacho M, Li D, Kawai M, et al：Tonsillectomy for adult obstructive sleep apnea：a systematic review and meta-analysis. Laryngoscope, **126**(9)：2176-2186, 2016.
　Summry　成人 OSA に対する扁桃摘出術の治療効果を検討したメタアナリシス．扁桃肥大を伴う軽症～中等症 OSA で，AHI＜30/h の場合は手術による治療効果が期待できる．

28) Nakata S, Noda A, Yanagi E, et al：Tonsil size and body mass index are important factors for efficacy of simple tonsillectomy in obstructive sleep apnoea syndrome. Clin Otolaryngol, **31**(1)：41-45, 2006.

29) American Society of Anesthesiologists Task Force on Perioperative Management of patients with obstructive sleep apnea：Practice guidelines for the perioperative management of patients with obstructive sleep apnea：an updated report by the American Society of Anesthesiologists Task Force on Perioperative Management of patients with obstructive sleep apnea. Anesthesiology, **120**(2)：268-286, 2014.

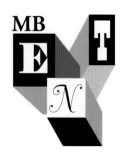

◆特集・"口とのど"の悩みに応える

小児の口腔・咽頭粘膜病変

大石智洋*

Abstract 小児の口腔・咽頭粘膜病変は，ほとんどが感染症により認められる．口腔粘膜病変としては，特に乳児に多く認められる口腔カンジダ症や，初感染時には発熱や歯肉病変も伴うことがあるヘルペス口内炎，エンテロウイルス感染症による手足口病やヘルパンギーナにおける病変，感染症との鑑別が必要なアフタ性口内炎などがある．
咽頭粘膜病変としては咽頭・扁桃炎としての病変がほとんどで，細菌による咽頭・扁桃炎としてはA群溶血性レンサ球菌による咽頭・扁桃炎，ウイルスによる咽頭・扁桃炎としては，COVID-19に伴う咽頭炎やインフルエンザ，アデノウイルス，Epstein-Barrウイルスによる咽頭炎などが挙げられる．感染症との鑑別が必要な咽頭炎としては，PFAPA症候群が挙げられる．
これらの病変では，それぞれの所見や臨床経過の特徴を理解し鑑別することが重要である．

Key words 小児(children)，口腔(oral cavity)，咽頭(pharynx)，口内炎(stomatitis)，咽頭炎(pharyngitis)，扁桃炎(tonsilitis)

はじめに

小児において，年齢的な特徴から，多くの口腔・咽頭粘膜病変があるが，その多くは感染症による病変である．そこで本稿では，主に感染症によりみられる病変につき，口腔粘膜と咽頭粘膜に分け，概説する．

小児の口腔粘膜病変

1．口腔カンジダ症（鵞口瘡，モニリア症）

グラム陽性の真菌である *Candida albicans* による感染症であり，口腔粘膜における *Candida albicans* による感染症は，これまで鵞口瘡やモニリア症などとも呼ばれていた．表面が真菌の集塊である白色の偽膜で覆われた粘膜のびらん，あるいは潰瘍を形成する．病初期は小さな白色の斑状として存在し，病変の剥離も容易であるが，加療あるいは自然治癒しないと広範囲に病変が拡大し，剥離が難しくなることもある．病変の好発部位は，頬，口唇粘膜，舌，口蓋などである．

小児では主に新生児・乳児期に発症し，特に新生児期では産道感染での発症であり，乳児期では口腔内の不潔による発症が多いが，多くの例では軽症で自然治癒するが，病変が拡大傾向にある場合は，抗真菌薬を病変部に塗布することもある．

一方，幼児・学童期以降に起こる口腔カンジダ症は，抗菌薬を長期に使用されることにより医原性の菌交代現象による発症もあるが，宿主の免疫低下により発生する日和見感染症であることもあり，この場合，血液疾患や先天性・後天性の免疫不全症候群などの全身疾患の診断の手掛かりとなることもあるため，注意が必要である．

したがって，口腔カンジダ症に対する治療は，新生児・乳児期では経過観察とし，改善なければ抗真菌薬塗布を考慮するが，幼児・学童期以降では，抗真菌薬塗布とともに，原因となる全身性疾患の検索も併せて行う必要がある．

---

* Oishi Tomohiro，〒701-0192 岡山県倉敷市松島577　川崎医科大学臨床感染症学教室，主任教授

2．ヘルペス口内炎（ヘルペス性歯肉口内炎）

ヘルペス口内炎は，単純ヘルペスウイルス（herpes simplex virus；以下，HSV）の感染による口内炎であるが，小児における初感染では，不顕性感染も少なくないが，口腔内や口唇，口周囲など広い範囲への発生が多く，歯肉への発生もあるため，ヘルペス性歯肉口内炎とも呼ばれる．

HSV には1型と2型があるが，ヘルペス性歯肉口内炎では1型（HSV-1）のことが多く，好発時期は，母親からの移行抗体が消失する生後4〜6か月から3〜4歳頃までの期間である．時々，腰仙髄神経節に潜伏し，性器ヘルペスを起こすといわれている2型（HSV-2）感染のこともあり，最近では，HSV-1，HSV-2とも，体の至る所に存在する可能性があることがわかっている．

ヘルペス性歯肉口内炎では，まず前駆症状としては，不機嫌，発熱，扁桃痛が2〜3日続いたのち，高熱とともに口腔粘膜や舌などに小水疱が発生する．小水疱は1〜2日以内に破裂してびらんとなり，疼痛が著明になる．びらんは1〜3 mm ほどの紅色調を呈し，のちに不規則に癒合して出血するようになる．歯肉は発赤腫脹し，舌は白苔を帯びて悪臭を放つ．3〜5日の発熱が続いた後，全経過2〜6週間で治癒する．治癒後，HSV-1 は治癒後も三叉神経節に潜伏するとされている．

潜伏した HSV によりヘルペス性歯肉口内炎が引き起こされる．再発部位は，初感染の発生部位とは関係がない．再発の場合も，過労，発熱，外傷など様々な誘因があり，これらによりヘルペスウイルスが再活性する．口唇ヘルペスとして口唇の赤唇縁に潰瘍として出現することが多く，口唇の外表部に水疱，潰瘍ができる．この潰瘍は，かさぶたになり2〜3週間以内に治癒する．

ヘルペス性歯肉口内炎に対する治療としては，食事が摂れるように痛みを軽減させる対症療法が中心となるが，小児では，痛みのために食べたり飲んだりすることができず，発熱を伴うと脱水を起こす危険性が高くなるため，水分をできるだけ多く摂らせておくことが重要である．また，摂取しやすいように食物を加工したり，食事前に潰瘍部にリドカインなどの表面麻酔薬を塗布したりすることなども考慮する．症状が強い症例や免疫低下などがあると考えられる症例には，アシクロビルやバラシクロビルなどの抗ウイルス薬を処方する．なお，ステロイド薬の使用は，感染を拡大させるおそれがあるので避ける．

再発性口唇ヘルペスにおいて，潰瘍が現れるより前にまず疼痛が出現することがあり，特にそのような段階で抗ウイルス薬の外用薬を塗布すると，よい効果が得られる．その他，症例により，前出のアシクロビルやバラシクロビルの内服も考慮される．

3．エンテロウイルス感染症による口腔粘膜病変

エンテロウイルスは，ピコルナウイルス科（小さな［pico］RNA ウイルス）に属し，地理的に広く分布している．エンテロウイルスの中には，急性灰白髄炎の病原体であるポリオウイルスやコクサッキーウイルス，エコーウイルスなどの血清型に分類されていたが，近年，ウイルス構造蛋白をコードする遺伝子領域の系統解析によりヒトエンテロウイルス A，B，C，D の4種類の遺伝子型に分類されることで，病態と遺伝子型との関連が明確になった．

口腔内に病変を起こすエンテロウイルス感染症として，手足口病とヘルパンギーナにつき概説する．

手足口病は，手足口に水疱性発疹がみられる疾患で，手掌，手背，指間，足底，足背，口腔粘膜にみられ，時に下腿，膝関節，臀部にも出現する．原因ウイルスは HEV-A 群で，特にエンテロウイルス71，コクサッキーウイルス A16，10，6が多い．通常，手足口病は軽症であり，特異的な治療はない．しかし，エンテロウイルス71では中枢神経合併症として脳幹脳炎，急性弛緩性脊髄炎，ギラン・バレー症候群などを起こすことがあり，1997〜2001年にかけて，東南アジアから日本に至る地域において手足口病に脳幹脳炎を併発する症

例が多数報告されており，注意が必要である．

ヘルパンギーナは，咽頭の口蓋弓部に水疱や潰瘍を形成し，潰瘍は数個〜十数個，孤立性に散在する．突然の発熱で始まり，口腔内の潰瘍形成に伴い食欲減退，咽頭痛，涎などを呈するようになる．原因は HEV-A 群で，コクサッキーウイルス A2〜8，10 が多い．数日の経過で解熱し，口腔内潰瘍も治癒するが，ヘルパンギーナを起こすウイルスは，熱性けいれんも起こすことがある．特異的な治療はない．

4．感染症と鑑別が必要な口腔粘膜病変

感染症と鑑別が必要な口腔内病変で，アフタ性口内炎がある．アフタは，痛みを伴う潰瘍が形成される病変で，アフタ性口内炎は繰り返し形成され，舌，口唇，歯肉，頬粘膜に多く，硬口蓋，口唇部など，角化層が明確な部位には発生が少ない．単発での発生もあるが多発することもある．初期には違和感や軽度の疼痛を伴う小紅斑が出現し，直径 3〜5 mm 程度の類円形の浅い潰瘍としてアフタが完成し，周辺に紅暈を認める．潰瘍底部は黄白色の偽膜を有し，刺激痛が強い．通常は2週間内に治癒し，治癒後に瘢痕形成を認めない．原因は不明であることが多いが，睡眠不足，局所の損傷，特定の食品や医薬品，栄養不足などがいわれている．また，T 細胞の免疫応答に関連し，食物やその他のアレルギーによって変性した粘膜抗原による局所的な反応として発生するともいわれている．

自然治癒のため，特異的な治療はなく，対症療法となる．激痛に対しては，経口用リドカインの塗布なども考慮する．口腔内は清潔にし，規則正しい生活習慣や十分な栄養を摂ることも重要である．また，定期的にアフタ性口内炎を繰り返すものを再発性アフタと呼ぶが，再発部位は必ずしも同一ではない．再発性アフタを起こす疾患として，PFAPA（アフタ性口内炎，咽頭炎およびリンパ節炎を伴う周期熱）症候群があり，2〜5 歳に好発する周期性の発熱をきたし，3〜6 日続く発熱発作，咽頭炎，アフタ性口内炎，そしてリンパ節腫

脹を特徴とする．原因は不明であるが，治療としてはステロイドやシメチジンの内服，または扁桃摘出術などがある（詳細は次項「3．感染症と鑑別が必要な咽頭・扁桃炎」で述べる）．

咽頭・扁桃炎

1．細菌による咽頭・扁桃炎

細菌による咽頭・扁桃炎でもっとも重要かつ頻度が高いのが A 群溶血性レンサ球菌（*Streptococcus pyogenes*, Group A *Streptococcus*：GAS）による咽頭・扁桃炎である．好発年齢は 3〜14 歳である．GAS による咽頭・扁桃炎の咽頭は，初期には点状に発赤し，次第に咽頭全体が著明に発赤する．特に，軟口蓋の点状出血は特徴的で，またイチゴ舌を伴うことも少なくない．扁桃炎の所見としては，扁桃の発赤と滲出物を伴うことが多い．また，発疹を伴うことがあり，その場合，猩紅熱と呼ばれ，皮膚の観察も重要である．

GAS を検出するための迅速抗原診断テストが汎用されており，この迅速抗原診断テストにより陽性の場合，後述する抗菌薬による治療を開始する．しかしながら，本テストは万全ではなく，臨床的に典型的な GAS による咽頭・扁桃炎であるが迅速抗原診断テストで陰性であった 32 例の咽頭培養を行ったうち 7 人から GAS が検出された（迅速抗原診断テストの偽陰性率は 22%）という報告もある[1)2)]．したがって，本来であれば咽頭培養を施行すべきであるが，保険収載は迅速抗原診断テストまたは咽頭培養のいずれかのみとなっており，今後の課題である．

なお，GAS の診断の目安として，Centor の基準と McIsaac の基準が用いられる（表 1）．体温 38℃以上，咳嗽がない，圧痛を伴う前頸部リンパ節腫脹，白苔を伴う扁桃炎，年齢 3〜14 歳は +1 点とし，これらは典型的な GAS の特徴を示すものであり，有用である．また，年齢 45 歳以上は −1 点となり，Centor score 2 点以上で迅速抗原診断テストを施行するべきとされているため，急性咽頭炎の小児において迅速抗原診断テストの必要性

表 1. Centor の基準と McIsaac の基準

Centor の基準	
発熱 38℃以上	1点
咳がない	1点
圧痛を伴う前頸部リンパ節腫脹	1点
白苔を伴う扁桃炎	1点
McIsaac の基準：Centor の基準を年齢で補正する	
年齢　3〜14歳：＋1点，15〜44歳：0点， 　　　45〜：−1点	

（文献 3 より引用）

の重要な判断材料となる．

GAS咽頭炎による治療は，リウマチ熱発症予防のためペニシリン系抗菌薬を 10 日間処方する．GAS は中和抗体の標的である M タンパクが 150 種類以上あり，集団で複数タイプ存在することもあるため，何度も感染する，すなわち再発することが少なくない．再発時は，再燃，すなわち治癒せず再度悪化した場合と，再感染，すなわち一度治癒したが，再度別のタイプの GAS に感染し発症する場合のいずれの可能性もあり，治療後 1 か月以内はほぼ再燃，治療 4 か月以降はほぼ再感染と報告があるが[4)5)]，鑑別が困難なケースも存在する．

再燃の原因であるが，一つは菌がフィブロネクチン結合蛋白を介し細胞内に侵入（β-ラクタム系薬無効）の可能性が挙げられ，その場合はマクロライド系薬が有効なことが多い．2 つ目として，カタラーリス菌，インフルエンザ菌などの β ラクタマーゼ産生菌との共存が挙げられる．その場合は，セフェム系薬や β-ラクタマーゼ阻害薬配合ペニシリンなどが有効なことがある．最後に服薬コンプライアンスの問題であるが，すぐのコンプライアンス上昇が難しい場合は，経口セファロスポリン系薬の 5 日間処方なども考慮する．

通常，GAS と診断し適切な抗菌薬による治療を開始すれば24時間以内に解熱を認めるが，それ以上発熱が続き，抗菌薬による治療効果がよくないときには，後述するウイルス性疾患の併存や，フソバクテリウム（*Fusobacterium*）属に代表される嫌気性菌による咽頭炎も鑑別に挙げる．この場合，扁桃を強く擦過し，すぐに輸送用の培地に埋没させて，好気と嫌気の両方の培養を依頼する必要があるが，口腔内には常在する嫌気性菌が存在

するため，検出された細菌の臨床的な意義を確定するのは容易ではないが，この場合の治療は，クリンダマイシンまたは β-ラクタム系/β-ラクタマーゼ阻害薬配合剤などを考慮する．

2．ウイルスによる咽頭・扁桃炎

小児の急性咽頭炎では，前述の細菌性よりもウイルス性の頻度が明らかに高い．咽頭炎を起こしうるウイルスは少なくないが，昨今の COVID-19 の流行に伴い，臨床において，まずはインフルエンザと COVID-19 を鑑別に挙げることが重要とされている[3)]．これらの疾患における咽頭所見であるが，インフルエンザにおいて，特に発熱初期段階における咽頭後壁のリンパ濾胞が特徴的な所見として挙げられ，ちょうど「イクラ」のように見えるといわれている[2)]．しかしながら，発熱後2〜3 日以降は本所見の出現頻度は減少し，またインフルエンザにおいては多くは鼻汁や咳嗽など他の気道症状を合併していることが多く，そして周囲の流行状況が明らかなことも少なくないため，これらを踏まえ，インフルエンザの診断に汎用されている迅速診断キットの必要性を用い診断する．

COVID-19 では，オミクロン株になってから，咽頭痛のような上気道症状が目立つようになり，前述したインフルエンザにおける「リンパ濾胞」が咽頭後壁にみられる症例もある．咽頭痛は他の咽頭炎に比べ，かなり激烈なことが多いが，小児では咽頭痛の訴えが明確でないことも多い．しかしながら，小児の COVID-19 による咽頭炎では，インフルエンザなど他のウイルス性咽頭炎に比べ他の気道症状は著明でないことも少なくないことや，扁桃炎の合併は多くないことなどが鑑別として挙げられる．

その他，頻度の高いウイルス性咽頭炎として，アデノウイルス咽頭炎が挙げられる．アデノウイルス咽頭炎は，高熱や白苔を伴う扁桃炎をきたすこともあり，そして血液検査を施行したとしても白血球増多や CRP を認めるため，GAS による咽頭炎と似たような所見を呈するが，咳や鼻汁などの気道症状を伴うことが比較的多く，また結膜炎

表 2. 小児の口腔・咽頭粘膜病変のまとめ（好発年齢・特徴的な所見・対応）

		好発年齢(小児)	特徴的な所見	対応
口腔粘膜病変	口腔カンジダ症	新生児・乳児期	頬, 口唇粘膜, 舌, 口蓋に白色の偽膜で覆われた粘膜のびらんあるいは潰瘍を形成	新生児・乳児期では経過観察とし, 改善なければ抗真菌菌薬塗布を考慮
	ヘルペス口内炎	全年齢(ヘルペス性歯肉口内炎は4か月〜4歳)	口唇の赤唇縁の潰瘍形成. 初発時の歯肉口内炎では, 歯肉腫脹や舌の白苔など	歯肉口内炎では抗ウイルス薬処方を考慮
	手足口病	乳幼児	口腔粘膜の他, 手掌, 手背, 指間, 足底, 足背の水疱疹	対症療法
	ヘルパンギーナ	乳幼児	咽頭の口蓋弓部に水疱や潰瘍	対症療法
	アフタ性口内炎	全年齢	舌, 口唇, 歯肉, 頬粘膜の疼痛を伴う潰瘍	対症療法
咽頭粘膜病変	A群溶血性レンサ球菌性咽頭炎	3〜14歳	軟口蓋の点状出血, イチゴ舌, 扁桃の発赤と滲出物を伴うこともある	ペニシリン系抗菌薬による治療
	インフルエンザによる咽頭炎	全年齢	気道症状を伴う咽頭後壁のリンパ濾胞	抗インフルエンザ薬処方を考慮
	COVID-19による咽頭炎	全年齢	咽頭後壁のリンパ濾胞	対症療法
	アデノウイルス咽頭炎	乳幼児	気道症状を伴う咽頭発赤の他, 白苔を伴う扁桃炎や眼の症状を伴うこともある	対症療法
	EBウイルスによる咽頭炎(伝染性単核球症)	学童	持続する高熱を伴う咽頭発赤の他, 圧痛のない後頸部リンパ節腫脹や肝脾腫, 眼瞼浮腫など伴うこともある.	対症療法
	PFAPA症候群	2〜5歳	周期的に繰り返す発熱を伴う咽頭発赤の他, アフタ性口内炎やリンパ節腫脹を伴うことがある.	ステロイドやシメチジンの処方を考慮

や眼脂などの眼の症状を合併していれば, アデノウイルス咽頭炎の可能性が高くなると考えられる.

アデノウイルス咽頭炎の診断には, 咽頭ぬぐい液を用いた迅速診断キットが使用されるが, 感度は発症5日目以降では60％程度に低下するといわれており[5], 発症早期の診断が重要である.

Epstein-Barr ウイルス(EBV)による咽頭炎も鑑別として重要である.

EBV は乳幼児期に初感染を受けた場合は不顕性感染であることが多いが, 思春期以降に感染した場合に, 伝染性単核球症(infectious mononucleosis：IM)と呼ばれ咽頭炎を起こす. 濃厚接触で(唾液を介し)感染することから kissing disease とも呼ばれ, 高熱や頸部リンパ節腫脹, 白苔を伴う扁桃炎など, GAS咽頭炎と共通する症状が挙げられるが, 好発年齢がやや高いこと, 頸部リンパ節腫脹は後頸部が主で圧痛が顕著でないこと, 肝脾腫や眼瞼浮腫などを認めること, 血液検査を施行すると異型リンパ球の増加や, 肝機能障害を認めることがあることなどが, 鑑別として挙げられる. なお, IM の症例にペニシリン系抗菌薬を使用すると, 高率に発疹が出現するとされており(IM 症例にペニシリンは投与禁忌である), 上記

の GAS 咽頭炎との鑑別は, 臨床上, 重要になる.

3. 感染症と鑑別が必要な咽頭・扁桃炎

感染症と鑑別が必要な咽頭炎として, 前項「4. 感染症と鑑別が必要な口腔粘膜病変」でも述べた PFAPA(アフタ性口内炎, 咽頭炎, およびリンパ節炎を伴う周期熱)症候群が挙げられる. PFAPA 症候群の咽頭炎は, 扁桃炎を伴うこともあり, 他の咽頭炎との鑑別としては, 周期的(通常3〜6週)に繰り返す発熱を伴うことのほか, 気道症状を伴うことが少ないことなどが挙げられるが, 疾患に特異的な遺伝子が同定されていないため, あくまでも臨床診断となる. 加齢とともに症状が消失し, 成人での発症は稀である.

表2に, 小児の口腔・咽頭粘膜病変の好発年齢・特徴的な所見・対応につきまとめたので, ご参照いただきたい.

文　献

1) 「北海道, 溶連菌感染症の予防投与に関する研究会」菊田英明, 柴田睦郎, 中田修二ほか：臨床的に典型的な A 群 β 溶血性レンサ球菌による咽頭・扁桃炎であるが迅速試験で陰性であった32例の咽頭培養細菌の検討. 小児感染免疫, **23**(3)：233-239, 2011.

Summary 臨床的に典型的な A 群 β 溶血性レンサ球菌による咽頭・扁桃炎であるが A 群 β 溶連菌迅速試験で陰性であった 32 例の咽頭培養を行い，7 人から A 群 β 溶血性レンサ球菌が検出された（迅速試験の偽陰性率は 22％）.

2) 宮本昭彦, 渡辺重行：咽頭の診察所見（インフルエンザ濾胞）の意味と価値の考察. 日大医学雑誌, **72**(1)：11-18, 2013.

3) 一般社団法人日本感染症学会　気道感染症抗菌薬適正使用委員会（編）：気道感染症の抗菌薬適正使用に関する提言（ダイジェスト版）. 2019.

4) Holms S, Henning C, Grahn E, et al：Is penicillin the appropriate treatment for recurrent tonsillopharyngitis? Results from a comparative randomized blind study of cefuroxine axetil and phenoxymethyl penicillin in children. Scand J Infect Dis, **27**：221-228, 1995.

5) Tsutsumi H, Itoh N, Uchio E, et al：Serotyping of adenoviruses on conjunctival scrapings by PCR and sequence analysis. J Clin Micro, **37**(6)：1839-1845, 1999.

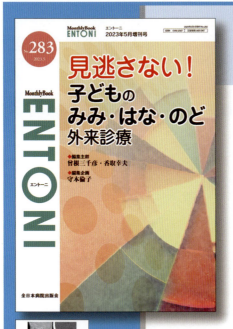

MonthlyBook ENTONI No.283

2023年5月増刊号

見逃さない！
子どもの みみ・はな・のど 外来診療

■ 編集企画／守本倫子（国立成育医療研究センター診療部長）
■ B5判　198頁　定価6,050円（本体5,500円）

小児の外来診療でよく診る症状を取り上げ、予想外の疾患が隠れていないかを見逃さないために、診察・検査・治療のタイミングなど第一線でご活躍のエキスパートより日常診療でのノウハウを伝授。

Contents

- 軽中等度難聴
- 聴力は正常なのにことばが遅い
- 中耳炎を繰り返す
- 耳介周囲が腫れている
- めまい
- 遷延する滲出性中耳炎
- 一側性難聴
- 鼻出血を繰り返す
- 粘稠な鼻汁が止まらない
- 鼻呼吸ができなくて苦しそう
- 片方の鼻から黄色〜緑色の鼻汁がみられる
- いびき、睡眠時無呼吸
- 口腔内の潰瘍、口内炎
- 急に飲み込めなくなった
- 発音がたどたどしい
- 吃音
- 先天性・後天性喘鳴
- 哺乳が苦しそう
- 声がかすれている
- クループ症候群
- 気道から出血が
- 頸部の瘻孔
- 耳下部腫脹
- 顎下部腫脹
- 首をさわると痛がる
- 鎮静検査

 全日本病院出版会
〒113-0033 東京都文京区本郷 3-16-4　Tel:03-5689-5989
www.zenniti.com　Fax:03-5689-8030

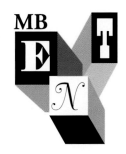

◆特集・"口とのど"の悩みに応える

成人の口腔・咽頭粘膜病変

脇坂理紗[*1] 高原 幹[*2]

Abstract 口腔・咽頭粘膜病変は多様で，自己免疫疾患などの他疾患を反映する場合も多い．耳鼻咽喉科医は多くの口腔・咽頭病変を診察するが，対応に困る症例も存在する．本稿では難治性口腔咽頭潰瘍，巨大舌静脈奇形，巨大エプーリス，薬剤性血管性浮腫について当科の症例をもとに対応方法を述べる．難治性口腔咽頭潰瘍は全身疾患の一病変であり，瘢痕治癒で咽頭狭窄のリスクがある．舌静脈奇形は大きさ，症状に応じた治療法選択が必要である．巨大エプーリスは悪性腫瘍との鑑別を要し，生検で悪性所見の有無を確認し治療方針を決める必要がある．薬剤性血管性浮腫をきたしやすい薬剤の把握と長期経過後でも発症の可能性があることに留意が必要である．これら疾患では緊急気道確保が必要な場合があり，他科との連携が重要である．

Key words 口腔咽頭潰瘍(refractory oral ulcers)，舌静脈奇形(venous malformation of tongue)，エプーリス(epulis)，薬剤性血管性浮腫(drug-induced angioedema)

はじめに

口腔・咽頭粘膜は外界に接する臓器で病変は粘膜が主体であるが多様であり，自己免疫疾患など他疾患を反映する病変も少なくない．耳鼻咽喉科医は日常診療で口腔・咽頭病変を数多く診察しているが，個々の症例で適切に診断・治療を進めていくことは必ずしも容易ではなく，時に対応に困惑してしまうような症例に遭遇する機会もある．本稿では「どうする耳鼻咽喉科医」ともいうべき症例に出会ったときに，耳鼻咽喉科の日常診療の一助となることを目的として難治性口腔咽頭潰瘍，巨大舌静脈奇形，巨大エプーリス，薬剤性血管性浮腫について当科で経験した症例をもとにそれぞれの診断・治療を含めた対応について述べる．

症例提示

症例1：難治性口腔咽頭潰瘍(31歳，女性)

【主　訴】 多発口腔内潰瘍．

【既往歴】 特記事項なし．

【現病歴】 X−5年より多発口内炎で当院口腔外科を受診し，非特異的炎症所見のみで経過観察となり，含嗽薬で一時的に改善したため終診となっていた．X年Y月より咽頭部潰瘍が出現したため精査加療目的に当科紹介となった．

【初診時所見】 右前口蓋弓から右咽頭側索にかけて白苔を伴う潰瘍性病変を認めた(図1-a)．左舌縁にも白色変化を伴った円形の潰瘍病変を認めた(図1-b)．喉頭内視鏡検査ではその他に潰瘍所見は認めなかった．その他に皮膚症状，眼症状，外陰部潰瘍などの全身所見も認めなかった．また，頸部に有意なリンパ節腫大は触知しなかった．

【血液検査所見】 WBC 7,940/μL，LDH 151 U/L，可溶性IL-2レセプター 258 U/mL，CRP 0.3 mg/dL，血清補体価の上昇を認めなかった．

[*1] Wakisaka Risa，〒078-8510 北海道旭川市緑が丘東2条1-1-1 旭川医科大学耳鼻咽喉科・頭頸部外科学講座，助教
[*2] Takahara Miki，同，教授

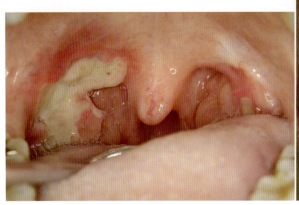 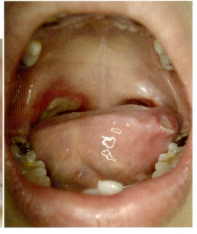

図 1. 難治性口腔咽頭潰瘍症例　　　　　　　　　　　　　　　a|b
a：口腔内所見．右前口蓋弓から右咽頭側索にかけて白苔を伴う潰瘍性病変を認めた．
b：左舌縁に白色変化を伴った円形の潰瘍病変を認めた．

EBV，VZV，HSV 各種ウイルス抗体陰性，HTLV陰性，ANCA 陰性であった．

【経　過】　当科でも咽頭潰瘍病変より再度生検を行うも非特異的炎症所見のみで悪性所見は認めなかった．膠原病内科にて精査を行うも，その他免疫学的検査で異常所見はなかった．DSG-1 陰性，DSG-3 陰性，BP180 抗体陰性，HLA-B51 も陰性であった．また HIV 陰性，HTLV 陰性，梅毒陰性，淋菌陰性と性感染症も認めなかった．ベーチェット病，性感染症，天疱瘡などは否定的であった．そのため，プレドニゾロン 20 mg より漸減治療を行い，潰瘍性病変は改善を認めた．現在プレドニゾロン 5 mg で維持療法を行っており，症状の増悪なく経過している．

症例 2：巨大舌静脈奇形[1]（86 歳，女性）
【主　訴】　舌の腫大．
【既往歴】　特記事項なし．
【現病歴】　5 歳時から舌の腫瘤を自覚していた．40 歳頃に近医を受診するも治療が困難であると言われ，日常生活に支障がなかったことから放置していた．徐々に舌全体が腫大したため，X 年 Y 月に近医耳鼻咽喉科を受診し，精査加療目的に当科紹介となった．
【初診時所見】　舌全体が暗紫色で著明に腫大し，病変は下口唇から両側頬粘膜に及んだ（図 2-a）．

【頸部造影 CT・MRI 所見】　舌に 10×10×7 cm 大の内部が不均一に造影される腫瘤性病変を認め，病変内部には静脈石と考えられる石灰化を認めた（図 2-b）．MRI では同部位に T2 強調像で高信号を認めた（図 2-c）．

【血管造影所見】　外頸動脈造影の結果から，両側舌動脈，顔面動脈，後頭動脈が栄養血管と考えられ，血管動態は low flow であることから静脈奇形と診断した（図 2-d）．

【手　術】　腫瘤の大きさと機能温存を考慮して外科的切除は困難と判断し，硬化療法を選択した．気管切開で気道を確保した後，全身麻酔に移行した．透視下で舌腫瘤に造影剤を注入した．注入部位の濃染を確認し，病変部位にオレイン酸モノエタノールアミン硬化剤を 1 か所に 2 mL ずつ 7 か所合計 14 mL 注入した．注入 30 分後透視下に硬化剤が病変部位に留まっていることを確認し治療を終了した．

【経　過】　初回治療後 2 日目には舌は腫大，緊満し治療前よりも増大したものの，4 日目より病変部位は次第に縮小し始め，17 日目には治療前と比べ病変は明らかに縮小がみられた（図 2-e）．さらなる舌病変の縮小と下口唇病変の縮小のため，初回治療から 3 週目に 2 回目の硬化療法を施行した．2 回目も硬化剤注入後は舌・下口唇とも著明に腫大したが徐々に縮小し，2 回目治療後 14 日目には舌，口唇ともに著明な縮小を認めた（図 2-f）．

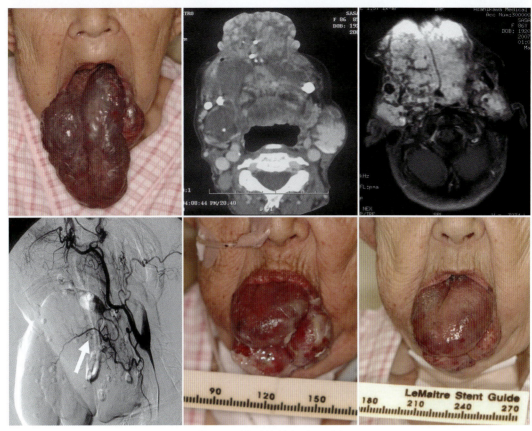

図 2. 巨大舌静脈奇形の 1 例
a：舌全体が暗紫色で著明腫大を認めた.
b：頸部造影 CT 舌に 10×10×7 cm 大の内部が不均一に造影される腫瘤性病変を認めた.
c：頸部 MRI 所見. 腫瘤部位は T2 強調像で高信号を認めた.
d：血管造影所見. 両側舌動脈(矢印)，顔面動脈，後頭動脈が栄養血管の可能性を認めた.
e：初回治療後 17 日目の舌所見. 治療前と比べ病変は明らかに縮小がみられた.
f：2 回目治療後 14 日目の舌所見. 舌，口唇ともに著明な縮小を認めた.
(文献 1 より許可を得て転載)

治療から 3 年以上経過しているが，病変の再増大なく経過している.

症例 3：巨大エプーリス[2]（59 歳，男性）
【主　訴】　口腔内腫瘍.
【既往歴】　特記事項なし.
【現病歴】　X 年 Y 月より口腔内に腫瘤が出現するも多忙のため放置していた. X 年 Y＋6 月閉塞性黄疸にて入院中に口腔内の腫瘤を指摘され，近医耳鼻咽喉科へ紹介となった. 内科治療が落ち着いてから精査の予定であったが，X 年 Y＋7 月に呼吸困難を認め，気管切開施行の後に精査加療目的に当科紹介，転院となった.
【口腔内所見】　初診時口腔内は手拳大の腫瘤で充満していた(図 3-a). また，入院時から手術までの 3 週間でさらに増大を認めた(図 3-b). 原発部位は腫瘤が巨大であったため不明であった.
【下顎骨単純 X 線所見】　正面像では下顎骨歯槽部の矢印部分に骨の吸収像が認められた(図 3-c).
【造影 CT・MRI 所見】　CT では口腔底に最大径 55 mm 大の類円形で辺縁に造影効果と石灰化を認める腫瘤を認めた(図 3-d). MRI では T1 強調像にて内部均一に低信号を呈し，T2 強調像にて内部モザイク状に高信号を呈する腫瘤を認めた. 矢状断で腫瘤の背側には圧排された舌が認められるが舌と腫瘤の境界は明瞭で浸潤像は認めなかった(図 3-e).

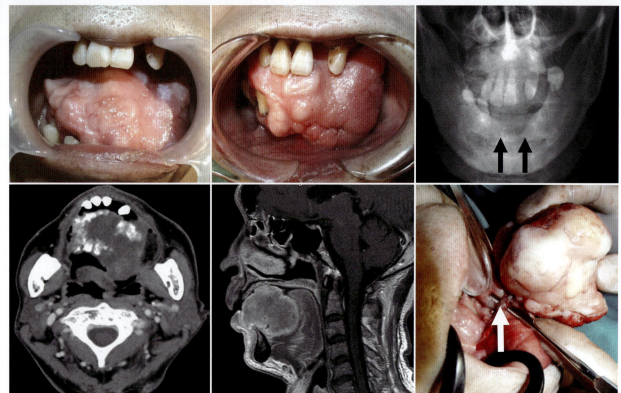

figure 3. 巨大エプーリスの1例
a：初診時口腔内所見．口腔内は手拳大の腫瘤で充満していた．
b：入院3週間後の口腔内所見．腫瘤のさらなる増大を認めた．
c：下顎骨単純X線所見．正面像では下顎骨歯槽部に骨の吸収像が認められた（矢印）．
d：造影CT所見．口腔底に最大径55 mm大の類円形で辺縁に造影効果と石灰化を認める腫瘤を認めた．
e：造影MRIで所見．T1強調像にて内部均一に低信号を呈し，矢状断で腫瘤の背側には舌の著明な圧排が認められた．
f：腫瘤を口腔外へ翻転すると左下顎第二切歯の歯肉部に茎と思われる部分を認めた．
g：摘出物は7×7×5 cm大で弾性硬の腫瘤であった．割面は黄白色で内部は充実性であった．
（文献2より許可を得て転載）

【手術】 骨肉腫などの悪性腫瘍も考慮して生検を繰り返し行ったが，いずれも細胞成分に乏しく悪性所見は認められず，確定診断のため全身麻酔下に腫瘍全摘術を施行した．腫瘍は上下顎残歯の抜歯により著しく可動性が改善し，腫瘤を口腔外へ翻転すると左下顎第二切歯の歯肉部に茎と思われる部分を認めた（図3-f）．茎は1 cm程度で完全に切除することで腫瘤は容易に摘出された．下顎骨は圧迫による吸収像があるものの破壊像は認められなかった．摘出物は7×7×5 cm大で弾性硬の類球形腫瘤であり，割面は黄白色を呈しており内部は充実性であった（図3-g）．

【病理組織学的所見】 病理組織学的には大部分が膠原線維と浮腫からなる病変であり，辺縁に石灰化を伴った線維腫で，臨床的に骨形成性エプーリスとの診断となった．

【経過】 治療後5年以上経過しているが，再発なく経過している．

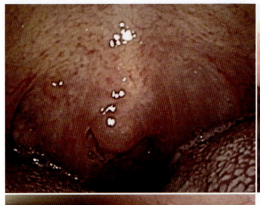
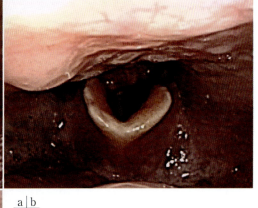
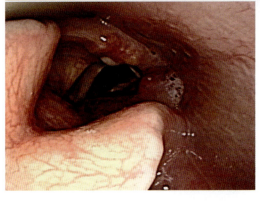

a	b
c	

図 4.
薬剤性血管性浮腫症例
 a：初診時口腔内所見．口蓋垂，両後口蓋弓腫脹を認めた．
 b：初診時喉頭内視鏡所見．喉頭蓋舌面の浮腫状変化を認めた．
 c：左被裂部にも浮腫状変化を認めた．

症例 4：薬剤性血管性浮腫(77 歳，男性)
【主 訴】 口腔内腫脹，嗄声．
【既往歴】 慢性腎不全，高血圧，B 型肝炎．
【内服歴】 エナラプリルマイレン酸塩錠，ビソプロロールフマル酸塩錠，エベレンゾ錠，クレメジン錠，エンテカビル錠，ポプラレジンク口腔内崩壊錠．
【アレルギー歴，家族歴】 特記事項なし．
【現病歴】 X 年 Y 月 Z 日に口腔底腫脹を自覚し，当院循環器内科を受診した．喉頭浮腫の疑いがあり，精査加療目的に当科紹介となった．X 年 Y 月 Z－6 日に高血圧に対してエナラプリルマイレン酸塩錠の内服が開始となっていた．
【初診時所見】 口蓋垂，両後口蓋弓腫脹を認めた(図 4-a)．喉頭内視鏡検査では喉頭蓋舌面と左被裂部の浮腫状変化を認めた(図 4-b, c)．気道狭窄音，呼吸困難感，皮疹などは認めなかった．
【血液検査所見】 WBC 5,850/μL，CRP 1.03 mg/mL，C3，C4，CH50，C1-INH 活性の低下は認めなかった．
【経 過】 入院時より被疑薬であるエナラプリルマイレン酸塩錠の中止とメチルプレドニゾロン投与を開始した．血液検査所見にて C3，C4，CH50，C1-INH 活性の低下は認めなかったことから，遺伝性血管性浮腫の可能性は低いと判断した．内服中止後より口蓋垂，両後口蓋弓腫脹と喉頭浮腫は改善したことから，エナラプリルマイレン酸塩錠による薬剤性血管性浮腫と診断した．入院後より症状は徐々に改善し，第 3 病日に退院となった．退院後もエナラプリルマイレン酸塩錠は内服中止のまま，再発なく経過している．

難治性口腔咽頭潰瘍

難治性口腔咽頭潰瘍は原因不明で 1 か月以上治癒しない再発する口腔咽頭潰瘍(アフタを伴うことがある)と定義されることが多い[3]．鑑別疾患としてベーチェット病，クローン病，結核，真菌症，血液疾患，悪性腫瘍，性行為感染症や自己免疫疾患などが挙げられ，症状や既往に関する問診，視診，触診所見を併せて鑑別を行う．診断には細菌検査や悪性腫瘍との鑑別として病理組織学的診断も重要で，梅毒，ウイルス疾患，アレルギー，膠原病などでは血液検査が参考になることも多い．血液検査では白血球分画，CRP などの炎症反応，

免疫グロブリン，抗核抗体，リウマトイド因子，抗デスモグレイン抗体，ANCA など自己抗体の有無を確認することが重要である．

またベーチェット病，クローン病，鼻性 NK/T 細胞リンパ腫など全身疾患の一病変である可能性があり，他科との連携による全身的な検査が必要となる場合もある．特にベーチェット病では口腔・咽頭以外に目のかすみや充血などの眼症状，皮膚症状，下痢・腹痛など腹部症状，関節痛，陰部痛などの症状を呈することがある．好発部位としては口腔・咽頭，喉頭蓋，被裂部に多いとされる．また，喉頭への潰瘍が出現した場合には櫻井の報告のように喉頭浮腫を伴うこともあるため注意が必要である[4]．

軽症あるいは初期治療としては，アフタ性口内炎に類似した外用ステロイド薬の塗布など局所療法が選択されることが多い．主にデキサメタゾンやトリアムシノロンアセトニドの塗布，トリアムシノロンアセトニドの貼付などが使用される[5]．疼痛管理として塩酸リドカインゼリーなどが有効な場合があり，プロピオン酸ベクロメタゾン含有噴霧薬などは本病変が出現しやすい口腔後方のびらんや潰瘍に使用しやすい．外用ステロイドでも改善しない場合は病理組織検査を行い悪性腫瘍を除外した後に，中等症では近年ではコルヒチンの有用性が指摘され，ステロイドに代わる治療薬として推奨されているが，痛風治療剤であり，口内炎に対する適応はない．難治性口腔咽頭潰瘍はマクロファージや好中球を主体とする非特異的炎症であり，自然免疫が中心の免疫異常である可能性が高く，コルヒチンが有効な理由であると推測されている[6]．

重症例では経口ステロイド(プレドニゾロン20～30 mg を漸減)が有効であるが，長期的に使用せざるを得ない場合もあり，副作用対策が重要となる[7]．多くはステロイド投与から3か月以内に改善を認めることが多いとされるが，再発を繰り返す症例もある．その場合には潰瘍の瘢痕治癒によって咽頭の狭窄をきたし嚥下，発声機能を低下させることもあるので注意が必要である[7]．藤巻ら[8]は繰り返す咽頭潰瘍により瘢痕性の咽頭狭窄をきたし，中咽頭狭窄・上咽頭閉鎖した症例を報告している．その報告では，電気メスやレーザーを用いた中咽頭開大・上咽頭狭窄解除術を施行し，術後狭窄予防にプレドニゾロン全身投与により良好な経過を得ている．保存的治療としてステロイド局所・全身投与を行い，改善を認めない場合には外科的治療として狭窄部位の拡大を考慮する必要がある．

舌静脈奇形

静脈奇形は頭頸部領域において舌，口唇，頬粘膜を好発とする良性血管性病変の一つである．血管奇形は毛細血管奇形，静脈奇形，動脈奇形，動静脈奇形そしてリンパ管奇形に分類され，さらに high-flow lesion と low-flow lesion に分けられる．静脈奇形は low-flow lesion に分類される．静脈奇形は脈管奇形の44～64％に相当しもっとも頻度が高く[9]，形態的には囊胞状，静脈瘤状，拡張静脈様の管腔構造，海綿状と様々な形態を呈することが知られている[10]．静脈奇形の好発部位は口腔顎顔面領域では舌，口唇，頬粘膜とされる．頭頸部領域の血管奇形の大部分は静脈奇形とされる．

診断，治療に有用なモダリティとして，MRI が有用とする報告があり，T2 強調画像で著明な高信号を示し，治療前後の病変の大きさや拡がりを評価するのに役立つだけでなく，隣接する組織や構造との関係を特徴付け，治療計画を立てる際に重要な示唆を与えてくれる[11]．

静脈奇形は経過観察が可能とされるが，疼痛，出血，機能障害をきたす場合に治療が必要となる．治療法としてはレーザー治療，機能温存が可能な硬化療法，外科的手術などがあり，腫瘍の発生部位，周囲組織や栄養血管との位置関係，大きさや出血の有無などを考慮し，それぞれの治療法を選択する必要がある．症例に応じてこれらを組み合わせた治療を行う場合もある．

レーザー治療は出血が少量で低侵襲であり，よ

く治療法として用いられ表在性で限局性の病変に効果的とされる．表在性の口腔内静脈奇形に対して病変厚が13 mm以下の場合，ネオジムドープイットリウムアルミニウムガーネット（Nd：YAG）レーザーが有効であったとの報告がある[12]．10 cm大の静脈奇形に対してNd：YAGレーザー治療を行った報告もあるが[13]，深在性の病変には効果が乏しいと予測される．

硬化療法は静脈奇形の治療法として幅広く用いられ，大部分は管腔内滞留液であるためこれまでエタノール，テトラデシル硫酸ナトリウム（STS），ブレオマイシンなどを用いた経皮的硬化療法が報告されている[13]．硬化療法は深在性で大きな病変にも有効である．静脈奇形に対する直接的なエタノール局所注入硬化療法は，頭頸部領域の静脈奇形を治療するための有効な選択肢であることが報告されている[14]．しかし，提示した症例のように，治療後一過性に病変が腫大するため，頭頸部の病変，特に舌，口腔底，口腔咽頭では気道確保のために気管切開を考慮する必要がある．病変部での溶血により腎障害が起こることがあり，特に大きな病変で硬化剤の使用量が多くなるときには注意が必要である．また頬骨部，側頭部，頬部，耳下腺部にエタノールを注入する際には，エタノール硬化療法後の一過性の顔面麻痺が認められた報告もあり，留意する必要がある[11]．

手術は根治的治療となりうるが，頭頸部病変においては，病変が大きい場合には機能的・美容的な問題が生じることがある．病変が大きい場合には複数回の硬化療法と併用して外科的治療を行ったとの報告もある[13]．

頭頸部領域における静脈奇形は耳鼻咽喉科医として遭遇する機会も多く，大きさや部位，症状に応じて治療方針の決定と治療法の選択を行う必要がある．

エプーリス

エプーリスは歯肉部に発生する反応性もしくは炎症性の良性限局性腫瘍の総称である．臨床的な観点より石川の分類が一般的に用いられ，病理組織学的に肉芽腫性，線維性，血管腫性，線維腫性，骨形成性，巨細胞性に分類されている[15]．歯科を受診されることが多いが，耳鼻咽喉科医が診察する可能性もあり，鑑別疾患として留意する必要がある．歯科検診などの普及により近年では少なくはなってきているが，病変の腫脹は自覚はあっても疼痛などの症状がなく長期間放置され，巨大化する場合もあり，増大した場合には悪性腫瘍との鑑別が必要となる．

エプーリスの原因は金属冠，充填物，補綴物などの不適合による機械的刺激，残痕や歯石，歯肉炎などによる慢性炎症性刺激，女性ホルモンなどの関与によるものが考えられている[16]．エプーリスの好発年齢は20～40歳台で，女性に多いとされる[17]．分類別では岡上らの報告によると線維腫性がもっとも多く47％，次いで肉芽腫性が35％と多く，骨形成性は11％，血管腫性は6％，線維腫性は1％と報告されている[18]．発生部位は上顎前歯部に好発し，下顎臼歯部では少ないとされる[19]．治療は外科的切除が基本となるが，発生母地である骨膜や，歯根膜を含む歯周靱帯の除去が必要とされ，歯科との連携も時に必要である[20]．

巨大化したエプーリスも報告されており，多くは線維性エプーリスと骨形成性エプーリスで認められる．石戸ら[21]によると本邦で発生した70 mm以上のエプーリスの報告は9例で，そのうち5例が骨形成性エプーリスであった．しかし，本症例のように気管切開に至った症例は極めて少ない[2]．

耳鼻咽喉科医として口腔内腫瘍の鑑別疾患の一つとしてエプーリスを認識しておく必要があり，巨大化したエプーリスは悪性腫瘍との鑑別が重要となる．病理生検にて悪性所見の有無を検討し，治療方針を決定すること，必要な場合には気道確保を行うことも重要である．

薬剤性血管性浮腫

血管性浮腫は様々な要因による毛細血管の拡張および透過性亢進が原因で皮下組織や粘膜下組織

に生じる急性の局所性浮腫である．浮腫は顔面，舌，口唇，咽頭に好発するとされる．急速に進行すると気道閉塞をきたす可能性があるため注意が必要である．

血管性浮腫は遺伝性血管性浮腫と後天性血管性浮腫に分類される．C 1-INH 低下によらない後天性血管性浮腫として薬剤性血管浮腫があり，代表的な薬剤としてはアンジオテンシン変換酵素阻害薬（ACE 阻害薬），アンジオテンシンⅡ受容体拮抗薬（ARB），NSAIDs，造影剤，エストロゲン製剤などが知られており，ヒスタミンやブラジキニン，ロイコトリエンなどの様々な潜在的なメディエーターによって誘発される．ACE はアンジオテンシンⅠからアンジオテンシンⅡへの変換に加えて，ブラジキニンを分解する酵素でもある．ACE 阻害薬により組織中にブラジキニンが増加し，これがブラジキニン B_2 受容体に作用し，一酸化窒素（NO）や cyclic GMP（cyclic guanosine monophosphate）を増加させることで血管拡張や血管透過性亢進が生じるとされ，そのため皮下組織，粘膜下組織の局所での浮腫が生じると考えられている[22]．NSAIDs では，アラキドン酸カスケードにおける COX-1 阻害によりプロスタグランジン産生が抑制され，血管拡張や透過性亢進を引き起こすロイコトリエンの産生が増加する[23]．

薬剤性血管性浮腫の好発時期は本症例のように1週間以内に発症することが多いとされているが，10年以上経過後に発症した例も報告されており[24]，投与期間にかかわらず注意が必要である．

ACE 阻害薬による薬剤性血管性浮腫は内服患者の 0.1～0.5％ に発症するとされ[25]，他の薬剤による血管性浮腫と比較して急速に喉頭浮腫をきたす可能性があることが示唆されており，特に注意が必要である[26]．過去には気管挿管を要した症例[27]や緊急気管切開を必要とした症例が報告されている[28]．

非常に遅発性の症例では，これまで ACE 阻害薬で安定していた患者が，他の薬剤を追加した直後に血管性浮腫を発症する可能性が高いことが報告されており，アスピリンや非ステロイド性抗炎症薬と ACE 阻害薬の併用が原因となりうる可能性が高いことが報告されている[29]．そのため，たとえ内服から長期経過していても薬剤性血管性浮腫の可能性を考慮する必要がある．

対処法としては，第一に被疑薬を中止することである．症状は ACE 阻害薬の投与を中止して 72 時間以内に消退することが多く，改善がみられない場合は他の疾患の合併，後天性 C1 インヒビター活性低下などの合併などに注意する必要がある[30]．薬剤中止後も組織中に停留するため，代替薬の安全性を判断するには十分な時間を経過してから薬理作用が異なる代替薬を開始することが推奨されている．駒林ら[28]の報告によると緊急気管切開を要した症例では最初に口腔内腫脹を自覚してから 5 時間程で緊急気道確保を必要とする程急速に喉頭浮腫が進行した症例もあり，入院経過観察はもちろんのこと，必要と判断すれば緊急気道確保を躊躇わないことが重要である．

引用文献

1) 高林宏輔，坂東伸幸，高原　幹ほか：舌巨大静脈奇形例．耳鼻臨床，**101**：84-85, 2008.
2) 野村研一郎，林　達哉，国部　勇ほか：巨大エプーリス例．耳鼻臨床，**96**：51-55, 2003.
3) 高原　幹，林　達哉：口内炎/難治性潰瘍．耳鼻咽喉，**95**：104-107, 2023.
4) 櫻井大樹：難治性口腔咽頭潰瘍症例の検討．耳鼻免疫アレルギー，**38**：83-86, 2020.
5) 赤木博文，土井　彰，假谷　仲ほか：難治性口内炎．MB ENT, **215**：1-5, 2018.
6) 山本祐三：難治性口内炎・難治性口腔咽頭潰瘍．MB ENT, **257**：79-85, 2021.
7) 原渕保明，高原　幹：鑑別を要する病態　口腔潰瘍．JOHNS, **23**：1831-1835, 2007.
8) 藤巻充寿，松本文彦，伊藤　伸ほか：難治性口腔咽頭潰瘍により咽頭狭窄をきたした1例．口咽科，**22**：97-101, 2009.
9) Loose DA：Surgical management of venous malformations. Phlebology, **22**：276-282, 2007.
10) Mulliken JB, Fishman SJ, Burrows PE, et al：Vascular anomalies. Curr Probl Surg, **37**：517-584, 2000.

11) Wang D, Su L, Han Y, et al：Direct intralesional ethanol sclerotherapy of extensive venous malformations withoropharyngeal involvement after a temporary tracheotomy in the head and neck：Initialresults. Head Neck, **39**：288-296, 2017.
Summary 一時的な気管切開後のエタノール局所注入硬化療法は，頭頸部の口腔咽頭領域の広範な静脈奇形に対する安全かつ有効な治療法である．

12) Takamaru N, Tamatani T, Ohe G, et al：Single non-contact Nd：YAG laser irradiation treatment for venous malformations in the oral cavity. J Oral Maxillofac Surg Med Pathol, **29**：415-419, 2017.

13) Gocal W, Hilal E, Tragon T, et al：Nd：YAG Laser Treatment of Massive Tongue Venous Malformation：A Case Report. Ear Nose Throat J：1455613221086030, 2022.

14) Punchak MA, Hollawell ML, Viaene AN, et al：Large scalp venous malformation in a pediatric patient managed with sclerotherapy and surgery：a case report and review of literature. Childs Nerv Syst, **39**：295-299, 2023.
Summary 硬化療法と外科的治療のハイブリッドアプローチは，リスクの高い部位にある大きな静脈奇形に対する安全かつ効果的な治療法である．

15) 石川梧朗，秋吉正豊：口腔病理学Ⅱ改訂版：pp. 229-240. 永末書店, 1982.

16) 川崎五郎，空閑祥浩，近藤裕子ほか：エプーリスの臨床統計的観察およびいわゆる骨形成性エプーリスについて. 日口腔科会誌, **45**：80-85, 1996.

17) 五十嵐文雄：歯肉疾患. JOHNS, **12**：1791-1794, 1996.

18) 岡上真裕，相崎邦雄，福与誠邦ほか：エプーリスの発生機序に関する基礎的研究 硬組織形成性エプーリスの病理組織学的検討. 日大歯学, **72**：824-831, 1998.

19) 吉川文弘，椿本有利子，松村達志ほか：エプーリス102症例の臨床統計的検討. 日口腔科会誌, **45**：198-201, 1996.

20) 柿澤　卓，山根源之：CHAPTER 13 良性腫瘍，エプーリスおよび囊胞の手術. 日本口腔外科学会（編）：pp. 107-109, イラストでみる口腔外科手術. クインテッセンス出版, 2011.

21) 石戸克尚，針谷靖史，石坂理紗ほか：上顎歯肉に発生した巨大な骨形成性エプーリスの1例. 口腔腫瘍, **33**：55-60, 2021.

22) 長島真由美，蒲原　毅，相原道子ほか：アンギオテンシン転換酵素阻害薬・アンギオテンシンⅡ受容体拮抗薬による血管性浮腫の本邦報告例の検討. J Environ Dermatol Cutan Allergol, **6**：14-21, 2012.

23) 植松卓也，中塚真衣子：薬剤性の浮腫. 薬事, **64**：2701-2707, 2022.

24) 中村倫太郎，二瓶俊一，荒井秀明ほか：長期間 Angiotensin Converting Enzyme 阻害薬服用中に発症した致死的血管性浮腫の1例. 産業医科大学雑誌, **38**：61-64, 2016.

25) Israili ZH, Hall WD：Cough and angioneurotic edema associated with angiotensin-converting enzyme inhibitor therapy. Ann Intern Med, **117**：234-242, 1992.

26) Agostoni A, Cicardi M：Drug-induced angioedema without urticaria. Drug Saf, **24**：599-606, 2001.

27) 小牧萌絵，松尾祐里，小野原貴之ほか：イチジクの関与が示唆された，アンジオテンシンⅡ受容体拮抗薬による血管性浮腫の一例. 日臨救急医会誌, **25**：602-606, 2022.

28) 駒林優樹，片山昭公，岸部　幹ほか：緊急気管切開を要した血管浮腫の1例. 日気管食道会報, **62**：36-42, 2011.

29) Davin L, Marechal P, Lancellotti P, et al：Angioedema：a rare and sometimes delayed side effect of angiotensin-converting enzyme inhibitors. Acta Cardiol, **74**：277-281, 2019.
Summary ACE 阻害薬内服中に他の薬剤を追加した直後に血管性浮腫を発症する可能性が高く，アスピリンや非ステロイド性抗炎症薬の併用が原因として多い．

30) 三浦智広：喉頭 血管性浮腫. MB ENT, **157**：100-104, 2013.

Monthly Book ENTONI

2023年10月増大号 No.289

みみ・はな・のどの "つまり" 対応

編集企画 大島猛史（日本大学教授）

B5判　152頁　定価 5,390円（本体 4,900円）

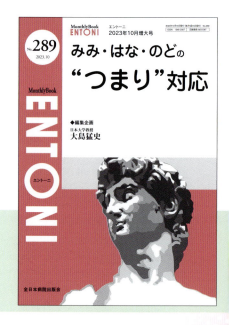

"つまり"という症状の原因は何なのか？
原因が多岐にわたるため診断の見極めが重要となる"つまり"について、見逃してはならない疾患も含め、どのように対応すべきかエキスパートにより解説！小児への対応・心理的アプローチ・漢方治療も取り入れ、充実した特集号です。

目次

Ⅰ. みみの"つまり"
- 外来での対応
- 検査法
- 外耳・中耳疾患
- 内耳疾患
- 耳管疾患
- 見逃してはならない危険な疾患

Ⅱ. はなの"つまり"
- 客観的評価法
- 薬物療法
- 手術
- 鼻閉と睡眠
- 萎縮性鼻炎、empty nose syndrome
- 高齢者の鼻閉・鼻漏・後鼻漏

Ⅲ. のどの"つまり"
- 外来での対応
- 嚥下機能の評価
- 胃食道逆流
- 悪性腫瘍
- 全身疾患

Ⅳ. その他
- 小児のみみ・はな・のどの"つまり"
- みみ・はな・のどの"つまり"：心理的アプローチ
- みみ・はな・のどの"つまり"に対する漢方治療

詳しくはこちらから

 全日本病院出版会
〒113-0033 東京都文京区本郷 3-16-4　Tel:03-5689-5989
www.zenniti.com　Fax:03-5689-8030

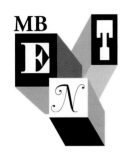

◆特集・"口とのど"の悩みに応える
口腔粘膜病変
─皮膚科からの視点─

岸部麻里*

Abstract 口腔粘膜病変をきたす皮膚疾患は多様である．多くは皮膚症状を伴うため皮膚科を受診するが，なかには粘膜疹が優位となる疾患やその特殊型が存在し，皮膚症状がない，あっても軽度の場合，難治性口腔粘膜病変として耳鼻咽喉科や歯科を受診することがある．また稀に，common disease に紛れて Stevens-Johnson 症候群や中毒性表皮壊死症などの重症薬疹患者が受診する場合があり，速やかに皮膚科専門医に紹介することが求められる．耳鼻咽喉科医が日常診療で比較的遭遇する機会が多いと考えられる皮膚科領域疾患のうち，扁平苔癬，Stevens-Johnson 症候群/中毒性表皮壊死症，自己免疫性水疱症について解説する．加えて，免疫チェックポイント阻害薬による免疫関連有害事象や COVID-19 mRNA ワクチンによる粘膜障害に遭遇する機会が増えており，留意すべき薬剤性口腔粘膜障害についても触れる．

Key words 口腔粘膜扁平苔癬(oral lichen planus：OLP)，Stevens-Johnson 症候群(Stevens-Johnson syndrome：SJS)，中毒性表皮壊死症(toxic epidermal necrolysis：TEN)，尋常性天疱瘡(pemphigus vulgaris：PV)，水疱性類天疱瘡(bullous pemphigoid：BP)，粘膜類天疱瘡(mucous membrane pemphigoid：MMP)

はじめに

口腔粘膜病変をきたす疾患は，感染症(粘膜カンジダ症，マイコプラズマ，手足口病，単純疱疹，帯状疱疹，水痘，梅毒など)，自己免疫性・自己炎症性疾患(SLE，シェーグレン症候群，ベーチェット病，炎症性腸疾患など)，腫瘍(日光口唇炎，白板症，悪性リンパ腫)，代謝性疾患(亜鉛欠乏症，アミロイドーシスなど)，薬疹など多岐にわたる．経過，皮膚症状やその他の全身症状，血液検査などからある程度は鑑別することが可能である．しかし，難治性粘膜病変を呈し，診断や治療に苦慮することがある．

本稿では耳鼻咽喉科医が日常診療において遭遇する機会があると思われる皮膚科領域の疾患の中から，扁平苔癬，Stevens-Johnson 症候群とその類縁疾患，自己免疫性水疱症(天疱瘡，粘膜類天疱瘡)について，留意すべき薬剤性粘膜障害を含め，皮膚科医の視点から解説する．

扁平苔癬(lichen planus：LP)

LP は皮膚や粘膜をおかす慢性炎症性角化異常疾患である．抗原提示細胞などにより活性化された細胞障害性 T 細胞による表皮細胞および粘膜上皮細胞の障害による病態と考えられている．口腔粘膜に生じる LP を，口腔粘膜 LP(oral lichen planus：OLP)と呼ぶ．OLP は，① 全身をおかす LP の口腔粘膜病変と ② 扁平苔癬様病変(oral lichenoid lesion：OLL)に分けられる．前者には，全身性 LP の一症状として口腔内病変を生じる場合と口腔内病変のみ生じる場合がある．OLL は典型的な LP とは臨床像，組織像に違いがあり，接触刺激，金属アレルギー，C 型肝炎ウイルス(HCV)，薬剤性，慢性移植片対宿主病など発症要因が推察

---

* Kishibe Mari，〒078-8510 北海道旭川市緑が丘東 2 条 1 丁目 1-1　旭川医科大学皮膚科，准教授

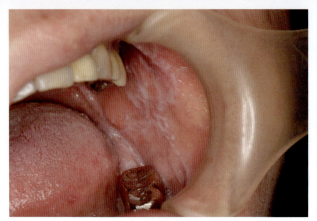

図 1. 口腔粘膜扁平苔癬
頬粘膜の網目状白斑が特徴的である．

できる場合に診断される．たとえば，歯科金属アレルギーによる OLL では，病変が口腔内補綴金属に接する部位に片側性，限局性に分布するなど偏りがみられる[1]．

OLP の臨床像は，両側頬粘膜の網状ないしレース状白斑または角化性病変を特徴とする(図1)．経過中，びらんや潰瘍を伴うこともある．頬粘膜の他，歯肉，舌，口唇，口蓋にも生じる．病理組織像は，皮膚 LP と類似しており，基底層の液状変性，好酸性のコロイド小体(Civatte body)や，粘膜上皮-粘膜固有層境界部の帯状リンパ球浸潤などの苔癬型組織反応を呈する．浸潤する細胞は，細胞障害性 CD8$^+$T 細胞が主体であり，TNF-αや Fas-Fas リガンド経路により上皮細胞のアポトーシスを誘導すると考えられている[2]．

OLP を疑ったらまず皮膚病変の有無，口腔病変と補綴金属の位置関係，薬剤歴や金属アレルギー歴と抗 HCV 抗体を確認する．なお，HCV は口腔粘膜におけるウイルス複製が OLP を誘導すると推測されているが，同様の機序で他のウイルスが関与することもある[2]．薬剤性では，原因薬剤は降圧薬が最多であるが，最近，免疫チェックポイント阻害薬(immune checkpoint inhibitor：ICI)や COVID-19mRNA ワクチン(BNT162b2)により発症した例が報告されるようになっている[3]．薬剤投与から OLP を生じるまでに数か月を要するため，薬剤性と気づかれないことがあり注意を要する．鑑別疾患には，口腔カンジダ症，白板症，口腔白色海綿状母斑などがある．前者は直接検鏡，後2者は粘膜生検により鑑別する．

治療は，ステロイド外用薬が一般的である．適応外であるが，タクロリムス軟膏，半夏瀉心湯などの漢方薬，セファランチン内服などが試されることもある．なお，OLP は 2017 年に WHO により提唱された口腔潜在的悪性疾患(oral potentially malignant disorders：OPMDs)に分類されており[4]，びらん，潰瘍，萎縮を呈する患者や HCV 患者，慢性に経過する難治性患者では，癌化の恐れがないか慎重にフォローアップする必要がある．

Stevens-Johnson 症候群/中毒性表皮壊死症

Stevens-Johnson 症候群(Stevens-Johnson syndrome：SJS)，中毒性表皮壊死症(toxic epidermal necrolysis：TEN)は，主として薬剤が原因となって口腔粘膜病変を生じる代表的疾患である．

SJS は，発熱と口唇粘膜，眼粘膜，外陰部などの皮膚粘膜移行部に粘膜疹を伴い，皮膚に平坦で中央が暗紅色の標的状紅斑(flat atypical targets)，水疱，びらんを生じる(図2)．口唇・口腔内病変では，出血や血痂を伴うびらんを認める．稀に粘膜病変のみ呈する SJS があり，Fuchs 症候群の名で報告されている[5]．TEN は，高熱や全身倦怠感などを伴い，口唇・口腔，眼，外陰部などの粘膜を含む全身に広範囲に斑状～びまん性の紅斑，びらんを生じる重篤な疾患である(図3)．口唇・口腔粘膜病変により口腔内の疼痛，咽頭痛を生じ，種々の程度に摂食障害を伴う[6]．眼病変では，結膜炎，角結膜上皮欠損や偽膜形成などがみられ，重症例では視力障害などの後遺症を残すことがある．TEN のほとんどが SJS から進展することから SJS/TEN は同一スペクトラムにあると考えられている．診断には，皮膚粘膜移行部の広範囲で重篤な出血性あるいは充血性の粘膜病変が必須である．本邦の診断基準では，SJS はびらん・水疱など表皮剥離面積が体表面積の 10% 未満，TEN は 10% 以上と定義されている[6]．Nikolsky 現

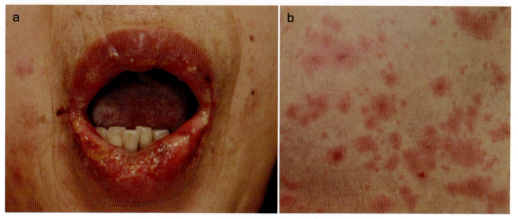

図 2. サルファ剤による Stevens-Johnson 症候群
　a：口唇・口腔内のびらんと血痂．皮膚と口唇粘膜の移行部に紅斑がある．
　b：体幹に標的状紅斑が散在している．

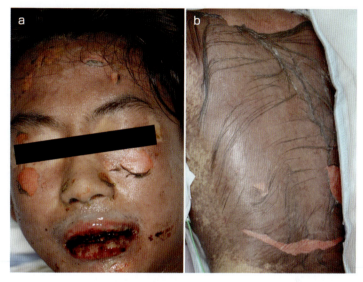

図 3.
アセトアミノフェンによる中毒性表皮壊死症
　a：口唇に出血を伴うびらん・潰瘍を認める．
　b：全身に著明な紅斑とびらんがある．

象により容易に皮膚が剝脱する．鑑別疾患は，ブドウ球菌性熱傷様皮膚症候群，トキシックショック症候群，伝染性膿痂疹，急性汎発性発疹性膿疱症，自己免疫性水疱症などである[6]．多型紅斑(erythema multiforme：EM)の重症型(EM major)は比較的軽度の粘膜疹を伴うがSJSとは区別される疾患であり鑑別を要する[6]．なお，EM major の粘膜病変は発赤腫脹が中心であり，口唇のびらんや痂皮は伴っても限局的である．

　SJS/TEN では病理組織学的に表皮の壊死性変化を認める．病態には，薬剤特異的に活性化した細胞障害性 T 細胞や natural killer 細胞，これらの免疫細胞から産生される TNFα，IFN-γ など

のサイトカイン，perforin/granzyme B, granulysin, 可溶性Fasリガンドなどによる表皮細胞や粘膜上皮細胞のアポトーシスのほか，制御性 T 細胞の機能低下，annexin A1 と formyl peptide receptor 1 の相互作用によるネクロプトーシスなどが関与すると考えられている[7]．

　SJS/TEN の原因の多くは薬剤である．頻度が高いものとして，抗菌薬，非ステロイド系消炎鎮痛薬(non-steroid anti-inflammatory drugs：NSAIDs)，抗てんかん薬，アロプリノールなどが挙げられる．抗てんかん薬では，カルバマゼピン，フェノバルビタール，フェニトインの3剤に加え，ラモトリギンの報告が増えている[6]．SJS/TEN の

発症には遺伝的素因が関与しており，特定の薬剤とヒト白血球抗原(Human Leukocyte Amntigen：HLA)ハプロタイプとの関連が知られている．日本人ではアロプリノールとHLA-B*58:01，カルバマゼピンとHLA-A*31:01，サルファ剤とHLA-A*11:01がSJS/TEN発症と有意に関連する[6]．最近では，ニボルマブやペムブロリズマブなどのICIによるirAEとしてのSJS/TENの報告が増えている．また，インフルエンザワクチンやCOVID-19 mRNAワクチン(BNT162b2)接種後に発症した例もある[8]．

薬剤の他に，マイコプラズマや単純ヘルペスウイルスなどの感染症がSJS/TEN発症の契機となりうる．最近，マイコプラズマ肺炎後に生じるSJSに類似した皮疹・粘膜疹を，mycoplasma-induced rash and mucositis(MIRM)と呼ぶことが提唱された[9]．MIRMは，粘膜疹が顕著な割に皮疹が軽度である点が特徴であり，EMやSJS/TENとは独立した概念とされる．小児に好発し，クラリスロマイシン投与に反応し良好な経過を示すことが多い．

SJS/TENの診療において重要なのは，早期診断と原因薬剤の速やかな中止である．SJS/TENを疑ったら，薬剤歴や先行する感染症の有無について聴取し，速やかに皮膚科専門医にコンサルトすることが薦められる．眼病変を伴う場合，眼科医による局所療法が必要となる．

その他の薬剤性口腔粘膜障害

薬剤による口腔粘膜障害はEM majorやSJS/TEN以外でもみられる．固定薬疹は，原因薬剤摂取後に同一部位に繰り返し円形〜楕円形の紅斑を生じる特殊な薬疹である．好発部位は，口唇や外陰部などの皮膚粘膜移行部である[10](図4)．口腔粘膜では上口蓋などの小水疱，びらんを生じ，口唇では境界明瞭な紅斑，びらん，水疱を生じる．繰り返すうちに褐色〜紫褐色の色素沈着となる．原因薬剤の内服後30分〜数時間以内に灼熱感や疼痛を伴って皮疹が誘発される．原因薬剤として，NSAIDs，非イオン性ヨード剤，アリルイソプロピルアセチル尿素，カルボシステインなどの報告が多い[10)11]．これらの薬剤は，風邪や頭痛，生理痛などの際に不定期的に内服されるため，原因薬だと気づかれにくいことがある．特徴的な臨床像を知っていれば診断は比較的容易であり，疑ったら総合感冒薬やNSAIDsなどの内服歴を確認する．その他，抗癌剤，メトトレキサート[12]，チロシンキナーゼ阻害薬(ダサチニブ)[13]，経口ビスホスホネート製剤[14]などによる薬剤性口内炎・口腔潰瘍が報告されている．

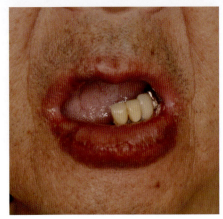

図4．レボフロキサシンによる固定薬疹
皮膚粘膜移行部に紫紅色斑とびらんがあり，色素沈着を伴う．

治療は，被疑薬を中止のうえ，口腔ケアと薬物治療を行う．薬物療法では，アズレンスルホン酸ナトリウム水和物による含嗽の他，リドカイン塩酸塩や半夏厚朴湯の含嗽を試してもよい．デキサメサゾン軟膏を口腔内に塗布することもあるが，口腔内カンジタ症の発症には注意が必要である．

自己免疫性水疱症(天疱瘡，粘膜類天疱瘡)

自己免疫性水疱症は，表皮，粘膜上皮の細胞間接着，あるいは表皮真皮間の接着が自己免疫的機序により障害されることにより生じる．天疱瘡は，表皮細胞間接着分子であるデスモグレイン(desmoglein：DSG)を標的とする．落葉状天疱瘡(pemphigus foliaceous：PF)と尋常性天疱瘡(pemphigus vulgaris：PV)の2つに大きく分類され，PVはさらに粘膜皮膚型と粘膜型に分けられ

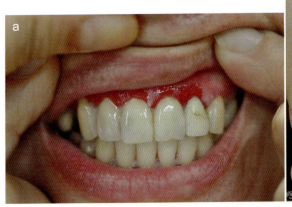
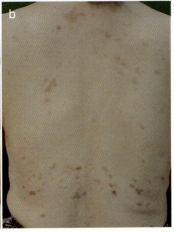

図 5．尋常性天疱瘡（粘膜皮膚型）
a：歯肉のびらん・潰瘍が主体
b：皮膚症状は軽度であった．

る．自己抗体の標的となる DSG の各アイソフォームの発現パターンは皮膚と粘膜で異なっており，DSG1 は主に皮膚に発現しているが，DSG3 は主に粘膜に発現し，表皮下層にもみられる．このため，抗 DSG3 抗体のみ陽性の粘膜型 PV では粘膜病変を生じるが，加えて抗 DSG1 抗体も有する粘膜皮膚型では皮膚病変を伴う．PV における口腔粘膜病変は，皮膚症状に先行して初発症状となることが多く，頰粘膜，歯肉，口蓋，舌にびらんを繰り返す（図 5）．水疱はすぐに破れるため目立たないことが多い．Nikolsky 現象により食事などの物理的刺激によって粘膜病変が誘発される．

腫瘍随伴性天疱瘡（paraneoplastic pemphigus：PNP）は，臨床的に重篤かつ多様な口腔粘膜病変と皮膚病変を特徴とする．血液系悪性腫瘍に随伴することが多く，閉塞性細気管支炎を合併することが知られている[15]．随伴腫瘍や合併症のために致死率が高く予後不良である．自己抗原は DSG3，DSG1，ペリプラキン，エンボプラキンなど多様である．病態は自己抗体による液性免疫に加えて苔癬型組織反応が混在する点が特徴であり，PV や OLP を適切に鑑別する必要がある．口腔粘膜病変は症例の 100％ で生じるとされ，初発症状となる例が多い[16]．口腔粘膜全体にびらん，潰瘍，OLP 様の白斑，発赤を生じ，重篤な口唇症状（血痂，びらん，潰瘍）を伴う．口唇の血痂は PNP に特徴的な臨床像であり，口唇病変の有無は

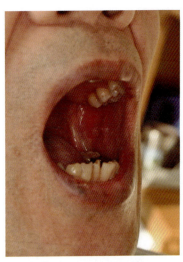

図 6．水疱性類天疱瘡
粘膜優位型で難治性の口腔内潰瘍から徐々に全身に水疱が出現した．

PV との重要な鑑別点である[16]．

水疱性類天疱瘡（bullous pemphigoid：BP）は，基底膜部抗原に対する自己抗体による表皮下水疱の形成を特徴とする[17]．自己抗原は，ヘミデスモソーム構成タンパクである BP180（17 型コラーゲン）と BP230 である．高齢者に好発し，臨床的に略全身に瘙痒を伴う浮腫性紅斑と緊満性水疱を生じる．ときに口腔粘膜病変を生じることがある（図 6）．粘膜病変を認めた場合，粘膜類天疱瘡（mucous membrane pemphigoid：MMP）を鑑別する必要がある．MMP は，粘膜上皮下水疱・びらん性病変を粘膜のみもしくは粘膜優位に生じ

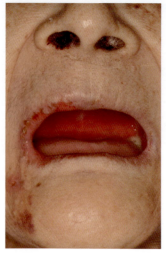

図 7. 粘膜型類天疱瘡
口唇と硬口蓋のびらんと潰瘍.
鼻粘膜にも血痂がついたびらん・
潰瘍がみられる.
（文献19より）

る[18]. 自己抗原は，BP180, BP230の他，ラミニン332, 7型コラーゲン，インテグリン α6β4 など多様である．主に口腔粘膜や眼粘膜に粘膜病変を生じるが，外陰部，肛囲，鼻粘膜，咽頭，喉頭，食道が侵されることもある（図7）. 口腔粘膜では，歯肉や頬粘膜に好発する[17]. 類天疱瘡の発症には，以前から，降圧薬や利尿薬などの薬剤と関連する例があることが知られていたが，近年，ジペプチジルペプチダーゼ4（dipeptidyl peptidase 4：DPP4）阻害薬やニボルマブなどのICIに関連する例が増えている．なお，DPP4阻害薬関連BPは比較的症状が軽度で，内服開始後3か月間が発症リスクが高いとされる[20].

自己免疫性水疱症の鑑別疾患は，薬疹，OLPなどである．粘膜型PVやMMPは，皮膚症状が乏しいため，しばしば口内炎，感染症，ベーチェット病，亜鉛欠乏症などと誤診されやすい．診断には，CLEIA法による血清中の自己抗体（抗DSG抗体もしくは抗BP180 NC16A抗体）の検出と皮膚生検組織を用いた蛍光抗体直接法が重要である．ただし，PNP, MMP, DPP4関連BPでは保険収載で検査できない自己抗体もあり，総合的な判断が求められる．疑った場合，まずは蛍光抗体直接法を行うことが勧められる．

治療は，診療ガイドラインを参考に重症度に応じて選択する[17)21)]. 「粘膜病変を有する患者は歯科医師に口腔清掃，歯磨き方法の指導を受け，口腔内の清潔を保つ」ことが推奨されており，歯科医との連携が欠かせない．

おわりに

口腔粘膜病変をきたす皮膚疾患の中には，OLP, SJS/TEN, 固定薬疹などの薬剤性口腔粘膜障害，自己免疫性水疱症などがある．粘膜病変が主体であれば，患者は皮膚科領域の疾患とは思わずに耳鼻咽喉科や歯科を受診する場合がある．難治性口腔粘膜病変をみたら，頓用薬やワクチン接種を含めた薬剤歴と皮膚症状，口腔粘膜以外の粘膜病変がないかを確認し，薬剤性が否定的であれば，粘膜生検による病理組織学的検討を考慮する．そして，SJS/TEN などの重症薬疹が疑われた際は，速やかに皮膚科専門医にコンサルトすることが重要と考える．

文 献

1) 西澤 綾：口腔アレルギー疾患としての粘膜苔癬．皮膚アレルギーフロンティア，**12**：145-149, 2014.
2) Lavoro A, Cultrera G, Gattuso G, et al：Role of Oral Microbiota Dysbiosis in the Development and Progression of Oral Lichen Planus. J Pers Med, **14**：386, 2024. doi：10.3390/jpm14040386. Summary 口腔扁平苔癬の発症要因に関する総説．金属アレルギー，HCV, 口腔細菌叢などの関与を指摘している．
3) 松尾梨沙，竹田恵子，岸部麻里ほか：COVID-19ワクチンの関与が考えられた口腔扁平苔癬の2例．日皮会誌，**133**：2181, 2023.
4) 伊東大典，前田初彦：口腔潜在的悪性疾患 本邦での新たな疾患概念の提唱．日口腔内会誌，**26**：1-7, 2020.
5) Kapoor S：Fuchs syndrome：A rare and unique variant of Stevens-Johnson Syndrome. Am J Emerg Med, **34**：910, 2016. doi：10.1016/j.ajem. 2016.01.040.
6) 重症多形滲出性紅斑ガイドライン作成委員会：重症多形滲出性紅斑スティーヴンス・ジョンソ

ン症候群・中毒性表皮壊死症診療ガイドライン. 日皮会誌, **126**：1637-1685, 2016. doi：10.14924/dermatol.126.1637.

7）斎藤勇輝，長谷川瑛人，阿部理一郎：重症薬疹の発症機序 Stevens-Johnson 症候群および toxic epidermal necrolysis におけるネクロプトーシスの関与. アレルギー, **70**：282-288, 2021.

8）小林友紀，菅野恭子，松本 洸ほか：COVID-19 に対するワクチン（BNT162b2）接種後に生じた Stevens-Johnson 症候群の 1 例. 皮膚臨床, **65**：1463-1466, 2023.

9）Canavan TN, Mathes EF, Frieden I, et al：Mycoplasma pneumoniae-induced rash and mucositis as a syndrome distinct from Stevens-Johnson syndrome and erythema multiforme：a systematic review. J Am Acad Dermatol, **72**：239-245, 201. doi：10.1016/j.jaad.2014.06.026.
Summary マイコプラズマ関連皮膚粘膜障害 202 症例，95 論文のシステマティクレビューにより新たな疾患概念が提唱された.

10）渡邊友也，相原道子：薬剤による粘膜病変. MB Derma, **304**：59-67, 2021.

11）水川良子，狩野葉子：口唇に生じる固定薬疹. MB Derma, **251**：22-28, 2016.

12）澁谷貴史，加藤直樹，本間 大ほか：汎血球減少を伴ったメトトレキサートによる口腔潰瘍の 2 例. 皮膚臨床, **56**：1432-1435, 2014.

13）溝口浩晃，幸 龍三郎，松本崇宏ほか：ダサチニブによる口内炎副作用に対する半夏瀉心湯含嗽の有効性を示した一症例. 京都薬科大学紀要, **4**：117-121, 2023.

14）中野僚子，柴田哲伸，草深佑児ほか：経口ビス

ホスホネート製剤の関連が疑われた多発性口腔粘膜潰瘍の 1 例. 日口腔内会誌, **70**：262-266, 2021.

15）遊佐志乃，水芦政人，加賀谷早織ほか：粘膜皮膚病変はコントロール良好であったが閉塞性細気管支炎を発症した腫瘍随伴性天疱瘡の 1 例. 臨皮, **73**：589-595, 2019.

16）藤田康平，佐藤英和，加藤 伸ほか：腫瘍随伴性天疱瘡 6 例の口腔症状に関する臨床的検討. 日口腔内会誌, **23**：1-8, 2017.

17）氏家英之，岩田浩明，山上 淳ほか：類天疱瘡（後天性表皮水疱症を含む）診療ガイドライン. 日皮会誌, **127**：1483-1521, 2017.

18）岩田浩明：類天疱瘡の裂隙が基底膜部の透明帯に生じる機序. 西日皮, **85**：157-163, 2023.

19）Shibuya T, Komatsu S, Takahashi I, et al：Mucous membrane pemphigoid accompanied by ovarian cancer：a case with autoantibodies solely against $\gamma(2)$-subunit of laminin-332. J Dermatol, **39**：882-884, 2012. doi：10.1111/j.1346-8138.2011.01482.x.

20）Kuwata H, Nishioka Y, Noda T, et al：Association between dipeptidyl peptidase-4 inhibitors and increased risk for bullous pemphigoid within 3 months from first use：A 5-year population-based cohort study using the Japanese National Database. J Diabetes Investig, **13**：460-467, 2022. doi：10.1111/jdi.13676.
Summary リアルワールドデータを用いた解析により DPP4 阻害薬の内服が類天疱瘡の発症と関連することが示唆された.

21）天谷雅行，谷川瑛子，清水智子ほか：天疱瘡診療ガイドライン. 日皮会誌, **120**：1443-1460, 2010.

BookReview

プラクティス耳鼻咽喉科の臨床
⑥耳鼻咽喉科医のための診療ガイドライン活用マニュアル
＜専門編集＞丹生健一（神戸大学）／柿木章伸（神戸大学）

本書を読んで「これは診療にとても役立つ本だ!」と確信しました．耳鼻咽喉科・頭頸部外科領域全般の重要な疾患・治療などについて，ガイドライン，標準治療をコンパクトに，そして具体例をあげて説明されており，非常に読みやすく，しかも，わかりやすい内容となっています．また，抗菌薬，インフルエンザ，内視鏡感染防御，抗凝固療法，造影剤の使い方，高齢者，妊産婦・授乳婦への投薬など，日常の診療でわれわれ耳鼻咽喉科・頭頸部外科医も知っておかなければならない関連領域も取り扱ってくれているのも魅力です．

《プラクティス耳鼻咽喉科の臨床》シリーズは，耳鼻咽喉科・頭頸部外科領域の最新の進歩を取り込み，耳鼻咽喉科診療と関わる社会的状況を反映した"エビデンスとサイエンスに基づく臨床基準書"を目指して刊行されています．本書，第6巻『耳鼻咽喉科医のための診療ガイドライン活用マニュアル』は，タイトルの通り，明日からの診療における診療ガイドライン活用の道標となることを目指して作られています．

耳鼻咽喉科・頭頸部外科領域全般について，それぞれの領域のエキスパートにより執筆されており，本書一冊で，耳鼻咽喉科・頭頸部外科領域全般に加え，上述のような関連領域についても標準的な考え・治療について知ることができます．

第1章では，ガイドラインの作成方法が述べられ，ガイドラインがどのように作られたかを知ることができます．第1章で作成方法が理解できると，ガイドラインの記載を見て，その文章に込められた思い，

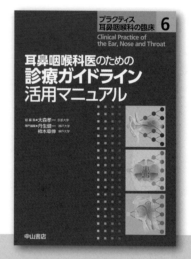

中山書店　B5判　376頁　2024年8月発行
定価 14,300円（本体 13,000円＋税）
ISBN 978-4-521-74958-7

言外のニュアンスを感じ取ることができるのではないかと思います．日々，患者さんと向き合っている先生方は，日常診療ではガイドラインの典型的な記載では対応できない場合には，悩みながら診療していることと思います．本書では，ガイドラインに書ききれなかったすき間を埋めるような記載が多くあり，診療する際に大いに役立つと思われます．

本書で，耳鼻咽喉科・頭頸部外科領域全般の重要な疾患・治療などについて最新のエビデンス，ガイドライン，標準的な考えを学ぶことができ，専攻医からベテランの専門医まで有用な一冊と思います．診療のデスクに常に置いておきたい本として推薦させていただきます．

◆本間明宏（北海道大学教授）

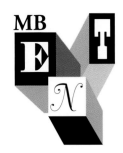

◆特集・"口とのど"の悩みに応える
咽喉頭異常感と慢性咳嗽

片田彰博*

Abstract 咽喉頭異常感の原因となる疾患は局所的なもの，全身的なもの，精神的なものと非常に多岐にわたっている．まずは悪性疾患を除外し，胃食道逆流症(gastro-esophageal reflux disease：GERD)，咽喉頭逆流症(laryngopharyngeal reflux disease：LPRD)，喉頭アレルギー，甲状腺疾患などを念頭に置いて，問診や検査をすすめるのが効率的である．GERD や LPRD の治療的診断としては PPI テストが頻用されるが，症状の改善が得られない場合には速やかに上部消化管内視鏡検査をすすめるのが肝要である．

慢性咳嗽の原因疾患は，喉頭アレルギー，GERD および LPRD，アレルギー性鼻炎や慢性副鼻腔炎による後鼻漏(後鼻漏症候群)などが挙げられる．耳鼻咽喉科外来を受診する慢性咳嗽の患者は喉頭アレルギーの可能性が高い．喉頭アレルギーであればヒスタミン H_1 拮抗薬で症状が軽減する．ヒスタミン H_1 拮抗薬で症状の軽減がみられず，問診で GERD や LPRD が否定的ならば，呼吸器疾患の精査をすすめるべきである．

Key words 咽喉頭異常感(abnormal sensations in the throat)，胃食道逆流症(gastro-esophageal reflux disease：GERD)，咽喉頭逆流症(laryngopharyngeal reflux disease：LPRD)，慢性咳嗽(chronic cough)，喉頭アレルギー(laryngeal allergy)

咽喉頭異常感の取り扱い

日常診療では"咽喉頭異常感"と"咽喉頭異常感症"を混同しがちだが，咽喉頭異常感症は"咽喉頭異常感の訴えがあるにもかかわらず，通常の耳鼻咽喉科的視診で訴えに見合うだけの異常所見を局所に認めないもの"と定義されている．咽喉頭異常感を惹起する疾患は非常に多様であり，通常の診察では異常が認められないものや，他の診療科の専門的な検査でなければ原因を特定できないものもある．耳鼻咽喉科の一般的な診察に加えて画像検査や血液検査などを行っても明確な異常所見を見出せないものを真性咽喉頭異常感症，初診時もしくは経過観察中に原因となる器質的変化が同定されたものを症候性(二次性)咽喉頭異常感症に分類することがある．本稿では日常診療で遭遇する頻度が高い症候性咽喉頭異常感症を中心に解説する．

1．咽喉頭異常感の原因疾患

症候性咽喉頭異常感症は適切な治療によって症状の軽減が期待できる．症候性咽喉頭異常感症の約8割は局所的な要因によるものであるといわれており(表1)，なかでも胃食道逆流症(gastro-esophageal reflux disease：GERD)および咽喉頭逆流症(laryngopharyngeal reflux disease：LPRD)が40〜55％と最多で，次いで喉頭アレルギーが12〜16％，その他，甲状腺疾患が10％程度と報告されている[1]．

2．診断のすすめ方

咽喉頭異常感の原因診断は，想定される疾患を除外していく"除外診断"が基本となっているが，その過程で悪性疾患を見落とすことがあってはならない．喉頭内視鏡検査，X線撮影，頸部超音波検査などを行い，腫瘍性病変や悪性疾患を疑わせ

---

* Katada Akihiro，〒 070-8530 北海道旭川市曙1条1-1-1　旭川赤十字病院耳鼻咽喉科，部長

表 1. 咽喉頭異常感の原因疾患

局所的要因 （80%）	慢性炎症・外傷	慢性副鼻腔炎，慢性咽頭炎，慢性扁桃炎，気管内挿管
	甲状腺疾患	慢性甲状腺炎，バセドウ病，甲状腺腫，甲状腺癌
	咽頭・喉頭腫瘤	喉頭蓋嚢胞，喉頭肉芽腫，喉頭癌，中・下咽頭癌
	形態異常	茎状突起過長症，頸椎異常（Forestier病）
	食道疾患	胃食道逆流症，食道憩室，食道異物，食道癌
	アレルギー	アレルギー性鼻炎，喉頭アレルギー
全身的要因 （15%）	血液疾患	低色素性貧血（Plummer-Vinson 症候群）
	代謝異常	糖尿病
	血管障害	大動脈瘤
	内分泌異常	更年期障害
	自己免疫疾患	重症筋無力症
	薬剤性	使用薬剤の副作用
精神的要因 （5%）	神経症	心気症，不安神経症，解離性障害，強迫神経症
	精神障害	統合失調症，適応障害
	心身症	心身症

（文献 1 より引用）

表 2. FSSG（frequency scale for the symptoms of GERD）問診票

```
 1. 胸やけがしますか？
 2. おなかがはることがありますか？
 3. 食事をしたあとに胃が重苦しい（もたれる）ことがありますか？
 4. 思わず手のひらで胸をこすってしまうことがありますか？
 5. 食べたあと気持ちが悪くなることがありますか？
 6. 食後に胸やけがおこりますか？
 7. 喉（のど）の違和感（ヒリヒリなど）がありますか？
 8. 食事の途中で満腹になってしまいますか？
 9. ものを飲み込むと，つかえることがありますか？
10. 苦い水（胃酸）が上がってくることがありますか？
11. ゲップがよくでますか？
12. 前かがみをすると胸やけがしますか？
```

ない：0 点，まれに：1 点，時々：2 点，しばしば：3 点，いつも：4 点でスコア化

（文献 3 より引用，一部改変）

る所見がないことを確認してから，GERD や LPRD の診断に進むべきである．

GERD ならびに LPRD の診断は，① 自覚症状の評価，② 上部消化管内視鏡的診断，③ 逆流現象の評価で構成されている．耳鼻咽喉科医は上部消化管内視鏡検査や 24 時間食道 pH モニタリング，食道インピーダンス・pH 検査による逆流現象の評価を行うことが難しいので，問診による自覚症状の評価が唯一の診断の手掛かりになる．

胃食道逆流症（GERD）診療ガイドライン 2021（改訂第 3 版）[2]では自己記入式アンケート（問診票）が GERD の診断や治療効果の判定に有用であるとされている．耳鼻咽喉科医は消化器症状の問診に不慣れであり，症状アンケートや問診票を積極的に活用したほうがよい．本邦で開発された FSSG 問診票（frequency scale for the symptoms of GERD）[3]は感度・特異度ともに 60% 前後[2]であるが，症状をスコア化できることから，診断のみならず治療効果の判定にも有用である（表 2）．問診票によるスコアの合計が 8 点以上であれば GERD である可能性が高い．ただし，FSSG 問診票は全 12 項目中，咽喉頭異常感に関する項目が 1 項目であり，咽喉頭異常感を評価するには不十分な側面がある．LPRD の評価には RSI（reflux symptom index）（表 3）が用いられる．RSI は直近 1 か月間の咽喉頭症状 8 項目と胃食道症状 1 項目の合計 9 項目について「問題なし」を 0 点，「最悪」を 5 点としてスコア化し，14 点以上を"LPRD 疑い"と

表 3. RSI(reflux symptom index)日本語版

		問題なし					最悪
1	声がれ，もしくは，自分の声のことで困っている．	0	1	2	3	4	5
2	咳ばらいをする．	0	1	2	3	4	5
3	のどの粘液が過剰，または，鼻からのどにかけて降りてくる感じ．	0	1	2	3	4	5
4	食べ物や飲み物や錠剤が飲みにくい．	0	1	2	3	4	5
5	食事をした後，もしくは，横になった後に咳が出る．	0	1	2	3	4	5
6	息がしにくい，もしくは，息がつまる症状が現れる．	0	1	2	3	4	5
7	やっかいな咳，もしくは，うっとうしい咳．	0	1	2	3	4	5
8	のどに何かが貼り付く，もしくは，のどに何かかたまりがある感じ．	0	1	2	3	4	5
9	胸やけ，胸痛，胃もたれ，胃酸が上がってくる．	0	1	2	3	4	5
	合　計						

(文献 4 より引用，一部改変)

する[4]．咽喉頭症状は 8 項目であり FSSG 問診票よりも咽喉頭症状の評価にはすぐれている．しかし，咽喉頭異常感の訴えは多様であり問診票の項目とは合致しにくい症状もあるため，単に 14 点未満だからという理由では LPRD を否定することができない．

問診票で GERD や LPRD が疑われた場合は，内視鏡検査による咽喉頭粘膜の丁寧な観察が必要である．GERD や LPRD を疑う所見としては，披裂部粘膜の発赤，腫脹，披裂間部の粘膜肥厚，声帯裏面の浮腫による pseudosulcus(偽溝形成)が挙げられる．また，喉頭肉芽腫は酸逆流との関連性が高いといわれている(図 1)．しかし，このような異常所見の認められる症例は全体の 3 割程度といわれており，喉頭内視鏡検査で異常所見が認められない場合でも GERD や LPRD を否定することはできない．

3．治療の実際

問診票や内視鏡の所見から GERD や LPRD が疑われる場合，治療的診断として酸分泌抑制薬であるプロトンポンプ阻害薬(proton pump inhibitor：PPI)やカリウムイオン競合型アシッドブロッカー(potassium-competitive acid blocker：P-CAB)を用いた PPI テストもしくは P-CAB テストが行われる．日本消化器病学会のガイドライン[2]にも"PPI テストは GERD の治療的診断を非侵襲的，簡便，低コストで行うものであり，特に上部消化管内視鏡検査がすぐに施行できない場合に頻用さ

れている．"と記載されている．PPI テストや P-CAB テストに用いられる酸分泌抑制薬としてはランソプラゾール，ラベプラゾール，エソメプラゾール，ボノプラザンなどがある．基本的な投与方法はいずれの薬剤も共通であり，まずは常用量を 1 日 1 回で 2〜4 週間投与し症状改善の有無を確認する．この場合，胸やけや呑酸などの GERD に典型的な症状は比較的短期間で改善するのに対し，咽喉頭異常感や咳嗽のような非特異的症状の改善には長い時間が必要で改善率も低い[5]といわれているので注意が必要である．また，エビデンスは乏しいが，消化管運動機能改善薬の併用は PPI の効果に上乗せが期待できるという報告や，難治例には最大量の PPI の分 2 投与を推奨している報告もある[2]．

GERD や LPRD は食生活や生活習慣に関連があり，薬物療法と併せて生活指導を行うことが重要である．GERD に対する有効性が確認されているのは，① 減量，② 禁煙，③ 夜間症状発現者に対する遅い夕食の回避，④ 就寝時の頭位挙上である[2]．また，症状を誘発しやすい食品があれば，それを控えるように指導することも有効である．

PPI テストや P-CAB テストで症状が改善した場合，症状が一過性である可能性を考慮して投薬をいったん中止して経過観察とする．すぐに症状が再燃する場合には維持療法が必要になるが，維持療法が必要な難治性の GERD や LPRD と判断される場合，消化器疾患のスクリーニングのため

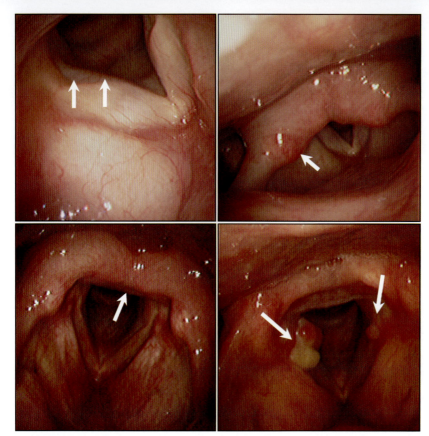

図1.
GERDおよびLPRDの喉頭内視鏡検査所見
　a：声門下の浮腫
　b：披裂部粘膜の腫脹
　c：披裂間部の粘膜肥厚
　d：肉芽形成

に上部消化管内視鏡検査を強く勧めるべきである．PPIテストもしくはP-CABテストで症状が変化しない場合，GERDやLPRDが咽喉頭異常感の原因となっている可能性は低い．原因疾患の頻度から考えた場合，次に想定すべき疾患は喉頭アレルギーや後鼻漏症候群であろう．これらの疾患は慢性咳嗽の原因疾患でもあることから，詳細は次の慢性咳嗽の頁で述べる．

慢性咳嗽の取り扱い

耳鼻咽喉科外来を受診する患者が咳嗽を訴える場合，大部分は急性の上気道炎症によるものであり，発熱，鼻汁，咽頭痛などとともに短期間で改善する．しかし，病的所見が認められないにもかかわらず，鎮咳薬の無効な咳嗽が遷延する患者に遭遇することも少なくない．そのような難治性の遷延性・慢性咳嗽への対応には，「咳嗽・喀痰の診療ガイドライン2019」[6]や「専門医のための遷延性・慢性咳嗽の診断と治療に関する指針2021年版」[7]が非常に参考になる．本稿では，これらのガイドラインや治療指針の内容をふまえて，耳鼻咽喉科が知っておくべき慢性咳嗽への対応について，喉頭アレルギーを中心に解説する．

1．慢性咳嗽の原因疾患

咳嗽はその持続期間から3週間未満の急性咳嗽，3週間以上8週間未満の遷延性咳嗽，8週間以上の慢性咳嗽に分類[6,7]される（図2）．急性咳嗽の大部分はいわゆる"かぜ"を含めた上気道の急性感染症によるものであり，ほとんどが3週間以内に消失する．成人の慢性咳嗽の原因疾患を表4に示した[8]．感染症による慢性咳嗽は単純な急性感染症ではなく，結核や真菌症などの特殊な炎症によるものが多い．また，咳嗽は喀痰を伴わない，もしくは少量の粘液性喀痰のみを伴う乾性咳嗽と，喀痰を喀出するための湿性咳嗽に分類される．咳嗽・喀痰の診療ガイドラインに示されている遷延性・慢性咳嗽の診断フローチャート[6]（図3）では，喀痰の有無で咳嗽を分類して診断をすすめるようになっている．咳嗽の診察では，このように咳嗽の持続期間や性状を適確に判断することが

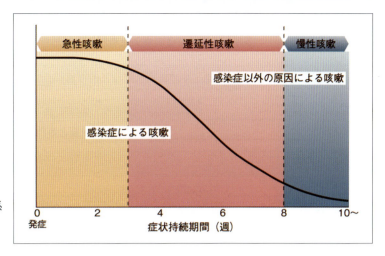

図 2.
遷延性・慢性咳嗽と感染症の関係
(文献 6 より引用，一部改変)

重要である．

2．診断のすすめ方

表4に示されている疾患の中で，耳鼻咽喉科外来を受診する頻度がもっとも高いのは喉頭アレルギーだろう．本邦では1995年に喉頭アレルギー研究会世話人会から喉頭アレルギーの診断基準1995年版が示された．その後，現在の喉頭アレルギー診断基準検討委員会が中心となって診断基準の見直しが行われ，2011年に現在の診断基準に改訂されている[9]（表5，6）．表5と6はそれぞれ通年性，季節性の喉頭アレルギーのきびしい診断基準である．これらはより厳密に喉頭アレルギーを診断するためのものであるが，項目の5や6については一般のクリニックでの対応が難しい場合もある．そのため，クリニックの診療でも使いやすいあまい診断基準[9]が併せて提唱されている．あまい診断基準では通年性喉頭アレルギーの症状の持続期間が3週間と短くなっている．さらに通年性，季節性ともにきびしい診断基準の項目の5と6が割愛され，治療効果の判定は，自覚症状の50％以上の改善で"有効"と定義されている．

慢性咳嗽に着目した喉頭アレルギーの診断のポイントは，① 遷延性もしくは慢性の乾性咳嗽であること，② 咳嗽に喘鳴を伴わないこと，③ アトピー素因があること，④ 咳嗽がヒスタミンH_1拮抗薬で軽快することの4点である．通年性喉頭アレルギーのきびしい診断基準では"8週間以上持続する乾性咳嗽"とあるが，咳嗽が長期間持続している患者は，既に一般内科や他の耳鼻咽喉科を

表 4．成人慢性咳嗽の原因疾患

1．感染症	結核，百日咳，マイコプラズマ肺炎，クラミジア肺炎，真菌症
2．アレルギー	喘息，咳喘息，アトピー咳嗽／喉頭アレルギー
3．腫瘍	肺癌，喉頭癌，気管腫瘍
4．そのほか	a．後鼻漏症候群（慢性副鼻腔炎やアレルギー性鼻炎によるもの） b．胃食道逆流症（咽喉頭逆流症を含む） c．薬剤誘発性（ACE阻害薬） d．気道異物（特にX線透過性異物） e．慢性気管支炎，慢性閉塞性肺疾患，肺線維症 f．心因性咳嗽，咳チック g．喉頭過敏症 h．原因不明

(文献8より引用，一部改変)

受診して何かしらの治療を受けている可能性が高い．連続した8週間にはあまりこだわらず，3週間以上の乾性咳嗽があれば，喉頭アレルギーを中心に鑑別をすすめるべきである．季節性喉頭アレルギーの場合は原因花粉の飛散時期や飛散量が年毎に変化するので，症状の出現時期や重症度が変化しやすいため，注意が必要である．

前述の慢性咳嗽診断のフローチャート（図3）ではアトピー咳嗽と喉頭アレルギーが並列に表記されている．藤村らが提唱しているアトピー咳嗽の診断基準[6]を表7に示した．"喘鳴や呼吸困難を伴わない乾性咳嗽"，"アトピー素因を示唆する所見"，"ヒスタミンH_1受容体拮抗薬が有効"など，喉頭アレルギーの診断基準と共通する部分が多い．したがって，現行の診断基準では両者を明確

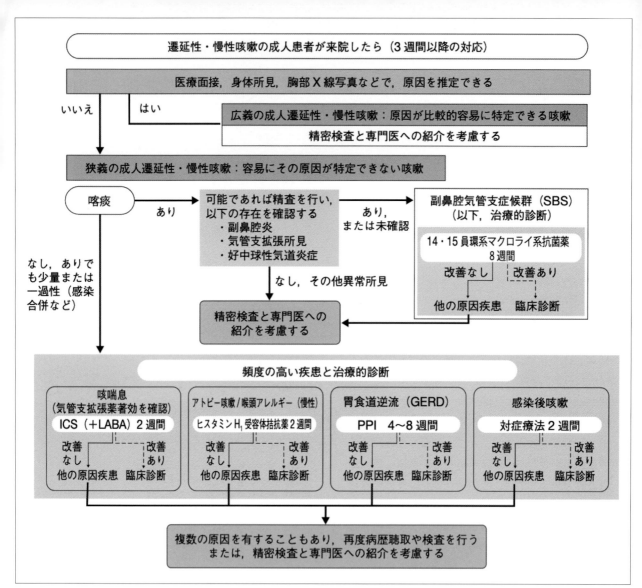

図 3. 遷延性・慢性咳嗽の診断フローチャート
（文献 6 より引用　一部改変）

に区別することがむずかしく，フローチャートでは両疾患が並列に記載されている．

3．治療の実際

喉頭アレルギーは診断基準に示されているように，ヒスタミン H_1 拮抗薬がきわめて有効である．スギ花粉症による季節性喉頭アレルギーでは，ヒスタミン H_1 拮抗薬である塩酸フェキソフェナジン[10)11)]やオロパタジン塩酸塩[12)]が初期治療のみならず花粉飛散期間中の導入でも有効であると報告されている．また，通年性喉頭アレルギーでも塩酸セチリジンの有用性がきわめて高いという報告がある[13)]．

喉頭アレルギーの患者はアレルギー性鼻炎を合併している可能性が高い．アレルギー性鼻炎のコントロールが不十分であれば，鼻閉による口呼吸によって抗原が喉頭粘膜に到達しやすい．ヒスタミン H_1 拮抗薬の投与で鼻症状のコントロールが不十分な症例については，鼻アレルギー診療ガイドラインを参考に抗ロイコトリエン薬，抗プロスタグランジン・トロンボキサン A_2 薬，Th2 サイトカイン阻害薬，鼻噴霧用ステロイド薬などの併用を検討するべきである．

表 5. 通年性喉頭アレルギーのきびしい診断基準(2011 年版)

1. 喘鳴を伴わない 8 週間以上持続する乾性咳嗽
2. 8 週間以上持続する咽喉頭異常感(瘙痒感, イガイガ感, 痰が絡んだような感じ, チクチクした感じの咽頭痛など)
3. アトピー素因を示唆する所見(注 1)の 1 つ以上を認める.
4. 急性感染性喉頭炎, 特異的喉頭感染症(結核, 梅毒, ジフテリアなど), 喉頭真菌症, 異物, 腫瘍などその他の咳や異常感の原因となる局所所見がないこと(典型所見としては披裂部蒼白浮腫状腫脹を認める)
5. 胸部 X 線撮影, 肺機能検査が正常
6. 胃食道逆流症(注 2), 後鼻漏(注 3)が想定されない.
7. 症状がヒスタミン H_1 拮抗薬で著明改善(注 4)もしくは消失する.

追加事項:上記の内, 1. が欠落した場合には, 5 は満たさなくてもよい.

注 1:アトピー素因を示唆する所見
  (1) 喘息以外のアレルギー疾患の既往あるいは合併
  (2) 末梢血原因花粉特異的 IgE 抗体陽性
  (3) 血清総 IgE 値の上昇
  (4) 特異的 IgE 陽性
  (5) アレルゲン皮内テスト即時型反応陽性

注 2:逆流性食道炎が想定される所見(1 つ以上認める)
  (1) 24 時間 pH が胃食道逆流陽性
  (2) 食道ファイバーで胃食道逆流陽性
  (3) 咳嗽, 異常感が PPI で著明改善もしくは消失する
  (4) 吃逆, 胸やけ, 呑酸がある

注 3:後鼻漏が想定される所見(1 つ以上認める)
  (1) 後鼻漏を明確に訴える
  (2) 咽頭後壁に後鼻漏を認める
  (3) 鼻咽腔ファイバーで鼻咽腔に後鼻漏を認める

注 4:著明改善とは自覚症状の 75%以上, 消失は 100%改善とする

(文献 9 より引用, 一部改変)

表 6. 季節性喉頭アレルギーのきびしい診断基準(2011 年版)

1. 原因花粉飛散期間の前後を含めた喘鳴を伴わない乾性咳嗽
2. 原因花粉飛散期間の前後を含めた咽喉頭異常感(瘙痒感, イガイガ感, 痰が絡んだような感じ, チクチクした感じの咽頭痛など)
3. 原因花粉即時型アレルギーの証明(注 1)
4. 急性感染性喉頭炎, 特異的喉頭感染症(結核, 梅毒, ジフテリアなど), 喉頭真菌症, 異物, 腫瘍などその他の咳や異常感の原因となる局所所見がないこと
5. 胸部 X 線撮影, 肺機能検査が正常
6. 胃食道逆流症(注 2), 後鼻漏(注 3)が想定されない
7. 症状がヒスタミン H_1 拮抗薬で著明改善(注 4)もしくは消失する

追加事項:a. 上記の内, 1. が欠落した場合には, 5 は満たさなくてもよい
       b. 原因花粉による鼻炎, 結膜炎症状があっても診断に支障ない.

注 1:原因花粉即時型アレルギーの証明
  (1) 原因花粉アレルゲン皮内テスト即時型反応陽性
  (2) 末梢血原因花粉特異的 IgE 抗体陽性

注 2:逆流性食道炎が想定される所見(1 つ以上認める)
  (1) 24 時間 pH が胃食道逆流陽性
  (2) 食道ファイバーで胃食道逆流陽性
  (3) 咳嗽, 異常感が PPI で著明改善もしくは消失する
  (4) 吃逆, 胸やけ, 呑酸がある

注 3:後鼻漏が想定される所見(1 つ以上認める)
  (1) 後鼻漏を明確に訴える
  (2) 咽頭後壁に後鼻漏を認める
  (3) 鼻咽腔ファイバーで鼻咽腔に後鼻漏を認める

注 4:著明改善とは自覚症状の 75%以上, 消失は 100%改善とする

(文献 9 より引用, 一部改変)

一方で, 咳嗽が難治化している場合には喘息用の吸入ステロイドも理論的には有効である[14]. しかし, ヒスタミン H_1 拮抗薬の効果判定を行わずに吸入ステロイドの投与を開始することは, 咳喘息との鑑別を難しくする可能性がある. 気道過敏性の診断が難しい施設では安易な吸入ステロイドの使用を控えるべきであろう.

ヒスタミン H_1 拮抗薬が無効であれば喉頭アレルギーは否定的であり, 次に鑑別すべき疾患として GERD, 後鼻漏症候群, 咳喘息, などが挙げられる. GERD の診断の詳細については咽喉頭異常感の頁で述べた. 後鼻漏症候群, 咳喘息について

表 7. アトピー咳嗽の診断基準

以下の 1～4 のすべてを満たす.
1. 喘鳴や呼吸困難を伴わない乾性咳嗽が 3 週間以上持続
2. 気管支拡張薬が無効
3. アトピー素因を示唆する所見（注 1）または誘発喀痰中好酸球増多の 1 つ以上を認める
4. ヒスタミン H₁ 受容体拮抗薬または／およびステロイド薬にて咳嗽発作が消失

注 1. アトピー素因を示唆する所見
　　(1) 喘息以外のアレルギー性疾患の既往あるいは合併
　　(2) 末梢血好酸球増加
　　(3) 血清総 IgE 値の上昇
　　(4) 特異的 IgE 抗体陽性
　　(5) アレルゲン皮内テスト陽性

（文献 6 より引用，一部改変）

は咳嗽診療のガイドラインや指針[6,7]に診断基準，鑑別のポイント，治療方法などが示されているので，参照していただきたい.

まとめ

日常臨床で遭遇する機会の多い咽喉頭異常感や慢性咳嗽の原因疾患として，視診上の異常に乏しい GERD および LPRD と喉頭アレルギーを中心に解説した. 本文中で紹介した胃食道逆流症（GERD）診療ガイドライン 2021（改訂第 3 版）[2]，咳嗽・喀痰の診療ガイドライン 2019[6]，専門医のための遷延性・慢性咳嗽の診断と治療に関する指針 2021 年版[7]には，日常診療に応用できる tips が数多く盛り込まれている. 咽喉頭異常感や慢性咳嗽の診療に悩むことがあれば，是非これらのガイドラインや指針を参照していただきたい.

文 献

1) 内藤健晴：咽喉頭異常感症. 綜合臨牀, **56**：157-158, 2007.
2) 日本消化器病学会　胃食道逆流症（GERD）診療ガイドライン作成委員会（編）：胃食道逆流症（GERD）診療ガイドライン 2021（改訂第 3 版）. 南江堂, 2021.
3) Kusano M, Shimoyama Y, Sugimoto S, et al：Development and evaluation of FSSG：frequency scale for the symptoms of GERD. J Gastroenterol, **39**：888-891, 2004.
　Summary 本邦で開発された胃食道逆流症を診断するための問診票（frequency scale for the symptoms of GERD：FSSG）が掲載された論文.
4) Belafsky PC, Postma GN, Koufman JA：Validity and reliability of the reflux symptom index（RSI）. J Voice, **16**：274-277, 2002.

　Summary 咽喉頭逆流症を診断するための問診票（reflux symptom index：RSI）が掲載されている論文.
5) Oridate N, Takeda H, Asaka M, et al：Acid-suppression therapy offers varied laryngopharyngeal and esophageal symptom relief in laryngopharyngeal reflux patients. Dig Dis Sci, **53**：2033-2038, 2008.
6) 日本呼吸器学会：咳嗽・喀痰の診療ガイドライン 2019. 日本呼吸器学会 咳嗽・喀痰の診療ガイドライン 2019 作成委員会（編）. メディカルレビュー社, 2019.
7) NPO 法人日本咳嗽学会（編）：専門医のための遷延性・慢性咳嗽の診断と治療に関する指針 2021 年度版. 前田書店, 2021.
8) 内藤健晴：成人の慢性咳嗽診療におけるトピックス. 日耳鼻会報, **122**：1497-1501, 2009.
9) 内藤健晴：喉頭アレルギー. 耳喉頭頸, **87**：673-677, 2015.
　Summary 最新の喉頭アレルギー診断基準（2011 年版）が掲載されている論文.
10) 伊藤周史, 内藤健晴, 齋藤正治ほか：塩酸フェキソフェナジンのスギ花粉症に対する野外比較試験による臨床効果の検討. 鼻アレルギーフロンティア, **5**：80-85, 2005.
11) 内藤健晴：スギ花粉症に対する初期治療（季節前投与）の臨床効果. 鼻アレルギーフロンティア, **4**：70-75, 2004.
12) 齋藤正治, 内藤健晴, 伊藤周史ほか：スギ花粉症の咽喉頭症状に対する塩酸オロパタジンによる初期治療の有用性. 診療と新薬, **44**：13-21, 2007.
13) 内藤健晴, 馬場 錬, 齋藤正治ほか：厳格に喉頭アレルギーと診断した症例に対する塩酸セチリジンの有効性. 耳鼻免疫アレルギー, **24**：25-29, 2006.
14) 内藤健晴：喉頭アレルギーのエアロゾル療法. 耳展, **47**：33-37, 2004.

Monthly Book ENTONI No. 270

2022年5月増刊号

耳鼻咽喉科医が知っておきたい 薬の知識
―私はこう使う―

■ 編集企画　櫻井大樹（山梨大学教授）
MB ENTONI No. 270（2022年5月増刊号）
196頁，定価5,940円（本体5,400円+税）

病態から診断、ガイドライン・診断基準に沿った適切な薬の選び方、効果、禁忌や注意点などエキスパートによりわかりやすく解説。日常診療のブラッシュアップに役立つ1冊です。

好評増刊号!!

☆ CONTENTS ☆

- 小児急性中耳炎に対する抗菌薬の選び方
- 慢性中耳炎に対する薬物治療のポイント
- 滲出性中耳炎に対する薬の使い方
- 好酸球性中耳炎に対する薬の使い方
- めまいに対する診断と薬の使い方
- 突発性難聴に対する薬物療法
- 顔面神経麻痺に対する薬物療法
- 外耳道炎・外耳道真菌症に対する外用薬・点耳液の使い方
- 耳鳴に対する薬物治療のコツ
- 急性副鼻腔炎に対する抗菌薬の使い方
- 慢性副鼻腔炎に対する薬の使い方
- 好酸球性副鼻腔炎に対する生物学的製剤の使い方
- 副鼻腔真菌症に対する薬物療法
- アレルギー性真菌性副鼻腔炎（AFRS）に対する診断と薬物治療のポイント
- 小児のアレルギー性鼻炎に対する診断と薬物治療のポイント
- 花粉症患者への効果的な薬の使い方
- 舌下免疫療法のコツ
- 嗅覚障害に対する診断と薬の使い方のポイント
- 扁桃周囲炎、扁桃周囲膿瘍に対する治療
- 口腔咽頭の痛みへの対応
- 味覚障害に対する薬の使い方
- 声帯麻痺に薬剤はどう使う？
- 慢性咳嗽に対する診断と薬の使い方
- 耳鼻咽喉科疾患に漢方薬はどう使う？
- 妊婦さんへの薬の使い方は？
- 高齢者への処方で注意することは？

全日本病院出版会　〒113-0033　東京都文京区本郷3-16-4　Tel:03-5689-5989
www.zenniti.com　Fax:03-5689-8030

Monthly Book ENTONI エントーニ

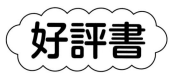

好評書
通常号定価 2,860 円（本体 2,600 円＋税）

頭頸部外科領域における 鏡視下・ロボット支援下手術
No. 291（2023 年 12 月号）
編集企画／楯谷　一郎（藤田医科大学教授）

適応病変・利点・留意点、手術手技の実際とコツについて解説

- 咽喉頭癌に対する鏡視下手術・ロボット支援手術の適応と術前評価
- Transoral laser microsurgery（TLM）の手術手技とコツ
- Endoscopic laryngopharyngeal surgery（ELPS）の手術手技とコツ
- Transoral videolaryngoscopic surgery（TOVS）の手術手技とコツ
- Transoral robotic surgery（TORS）の手術手技とコツ
- Video-assisted neck surgery（VANS 法）の手術手技とコツ
- 内視鏡下甲状腺手術 video-assisted neck surgery（VANS）のトレーニング
- 甲状腺疾患に対する鏡視下手術の適応と術前評価
- 甲状腺内視鏡手術の手術手技とコツ
- ロボット支援下甲状腺手術

大人と子どもの 首の腫れ
No. 290（2023 年 11 月号）
編集企画／山下　勝（鹿児島大学教授）

考慮すべき疾患が異なる大人と子どもの鑑別診断を症例を交えながら解説

- 先天性疾患
- 唾液腺腫脹
- 良性腫瘍
- 悪性腫瘍
- リンパ節の腫脹
- 炎症性疾患・膿瘍
- 頸部に生じる結核
- 悪性リンパ腫
- MTX 関連リンパ増殖性疾患、IgG4-RD、サルコイドーシス、アミロイドーシス
- 甲状腺疾患

頭頸部外来診療における エコー検査活用術
No. 287（2023 年 8 月号）
編集企画／古川まどか（神奈川県立がんセンター部長）

手技から鑑別・注意点など、超音波検査のスキルを磨くために必要なコツを伝授！

- 頭頸部外来における甲状腺エコー
- 頸部エコーによる唾液腺疾患診断
- 頸部エコーによるリンパ節疾患鑑別法
- 口腔・咽喉頭疾患の外来エコー
- 小児耳鼻咽喉科診療におけるエコー
- エコーによる簡便な嚥下機能評価法
- 頭頸部癌治療戦略におけるエコー活用術
- 頭頸部術後合併症のエコー活用術
- 超音波ガイド下細胞診
- プライマリ・ケアにおける耳鼻咽喉科・頭頸部外科領域エコー活用について

頭頸部癌治療の 新しい道
―免疫・薬物療法―
No. 285（2023 年 6 月号）
編集企画／三澤　清（浜松医科大学教授）

標準治療に加え、今後期待される最新免疫・薬物療法を解説

- 頭頸部扁平上皮癌の最新免疫・薬物療法
- 上咽頭癌の最新免疫・薬物療法
- 甲状腺癌の最新免疫・薬物療法
- 唾液腺癌の最新免疫・薬物療法
- NKT 細胞治療の現状
- 光免疫療法の現状
- 複合免疫療法の現状
- 免疫・薬物療法のコンパニオン診断薬
- 今後期待される頭頸部癌の免疫・薬物療法
- 頭頸部がんゲノム・エピゲノム医療の展望

 全日本病院出版会　〒113-0033　東京都文京区本郷 3-16-4　Tel：03-5689-5989
www.zenniti.com　　Fax：03-5689-8030

違法な「自炊」私はしない！

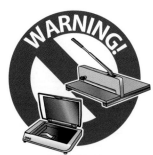

これは違法となる可能性があります！

- 「自炊」データを複数の友人と共有する.
- 「自炊」を代行業者に依頼する.
- 業務に使うために本を「自炊」する.

これは著作権侵害です！

- 「自炊」データをウェブにアップロードし，誰でも使用できるようにする.
- 「自炊」データを販売する.

本を裁断し，スキャナを使って電子化する「自炊」が広まっています．
しかし，著作権法に定められた**ルールを守らない**「自炊」は，**著作権侵害**であり，**刑事罰の対象**となることもあるので，十分な注意が必要です．

特定非営利活動法人 **日本医学図書館協会**／一般社団法人 **日本医書出版協会**

FAXによる注文・住所変更届け

改定：2024年1月

　毎度ご購読いただきましてありがとうございます．

　読者の皆様方に弊社の本をより確実にお届けさせていただくために，FAXでのご注文・住所変更届けを受けつけております．この機会に是非ご利用ください．

◎ご利用方法

　FAX専用注文書・住所変更届けは，そのまま切り離してFAX用紙としてご利用ください．また，注文の場合手続き終了後，ご購入商品と郵便振替用紙を同封してお送りいたします．**代金が税込5,000円をこえる場合，代金引換便とさせて頂きます**．その他，申し込み・変更届けの方法は電話，郵便はがきも同様です．

◎代金引換について

　代金が税込5,000円をこえる場合，代金引換とさせて頂きます．配達員が商品をお届けした際に，現金またはクレジットカード・デビットカードにて代金を配達員にお支払い下さい(本の代金＋消費税＋送料)．(※年間定期購読と同時に5,000円をこえるご注文を頂いた場合は代金引換とはなりません．郵便振替用紙を同封して発送いたします．代金後払いという形になります．送料は，定期購読を含むご注文の場合は弊社が負担します)

◎年間定期購読のお申し込みについて

　年間定期購読は，1年分を前金で頂いておりますため，代金引換とはなりません．郵便振替用紙を本と同封または別送いたします．送料弊社負担，また何月号からでもお申込み頂けます．

　毎年末，次年度定期購読のご案内をお送りいたしますので，定期購読更新のお手間が非常に少なく済みます．

◎住所変更届けについて

　年間購読をお申し込みされております方は，その期間中お届け先が変更します際，必ずご連絡下さいますようよろしくお願い致します．

◎取消，変更について

　取消，変更につきましては，お早めにFAX，お電話でお知らせ下さい．

　返品は，原則として受けつけておりませんが，返品の場合の郵送料はお客様負担とさせていただきます．その際は必ず弊社へご連絡ください．

◎ご送本について

　ご送本につきましては，ご注文がありましてから約1週間前後とみていただきたいと思います．

◎個人情報の利用目的

　お客様から収集させていただいた個人情報，ご注文情報は本サービスを提供する目的(本の発送，ご注文内容の確認，問い合わせに対しての回答等)以外には利用することはございません．

　その他，ご不明な点は弊社までご連絡ください．

株式会社 全日本病院出版会

〒113-0033 東京都文京区本郷 3-16-4-7F
電話 03(5689)5989　FAX03(5689)8030　郵便振替口座 00160-9-58753

年　月　日

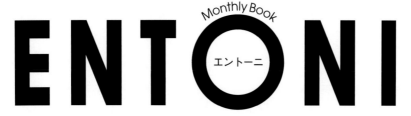

FAX 専用注文書

「Monthly Book ENTONI」誌のご注文の際は，この FAX 専用注文書もご利用頂けます．また電話でのお申し込みも受け付けております．
毎月確実に入手したい方には年間購読申し込みをお勧めいたします．また各号1冊からの注文もできますので，お気軽にお問い合わせください．

バックナンバー合計
5,000 円以上のご注文
は代金引換発送

―お問い合わせ先―
㈱全日本病院出版会　営業部
電話　03(5689)5989　　FAX　03(5689)8030

□年間定期購読申し込み　No.　　　から

□バックナンバー申し込み

No. - 冊	No. - 冊	No. - 冊	No. - 冊
No. - 冊	No. - 冊	No. - 冊	No. - 冊
No. - 冊	No. - 冊	No. - 冊	No. - 冊
No. - 冊	No. - 冊	No. - 冊	No. - 冊

□他誌ご注文

　　　　　　　　　　　冊　　　　　　　　　　　冊

お名前　フリガナ　　　　　　　　　㊞　　電話番号

ご送付先　〒　-
　　□自宅　□お勤め先

領収書　無・有　（宛名：　　　　　　　　）

FAX 03-5689-8030　全日本病院出版会行

全日本病院出版会行

FAX 03-5689-8030

年　月　日

住 所 変 更 届 け

お 名 前	フリガナ	
お客様番号		毎回お送りしています封筒のお名前の右上に印字されております8ケタの番号をご記入下さい。
新お届け先	〒　　　　　　　都道 　　　　　　　府県	
新電話番号	（　　　　　）	
変更日付	年　　月　　日より	月号より
旧お届け先	〒	

※ 年間購読を注文されております雑誌・書籍名に✓を付けて下さい。

☐ Monthly Book Orthopaedics （月刊誌）

☐ Monthly Book Derma. （月刊誌）

☐ Monthly Book Medical Rehabilitation （月刊誌）

☐ Monthly Book ENTONI （月刊誌）

☐ PEPARS （月刊誌）

☐ Monthly Book OCULISTA （月刊誌）

FAX 03-5689-8030

全日本病院出版会行

Monthly Book ENTONI バックナンバー

2024. 11. 現在

No.248 編集企画／神田幸彦
補聴器・人工中耳・人工内耳・軟骨伝導補聴器
　―聞こえを取り戻す方法の比較―

No.249 編集企画／將積日出夫
エキスパートから学ぶめまい診療　【増大号】4,800円＋税

No.250 編集企画／藤枝重治
詳しく知りたい！舌下免疫療法

No.253 編集企画／小林一女
聴覚検査のポイント―早期発見と適切な指導―

No.257 編集企画／市村恵一
みみ・はな・のどの外来診療 update
　―知っておきたい達人のコツ 26―　【増刊号】5,400円＋税

No.258 編集企画／佐野 肇
耳鳴・難聴への効果的アプローチ

No.262 編集企画／中田誠一
ここが知りたい！ CPAP療法

No.263 編集企画／小林俊光
エキスパートから学ぶ最新の耳管診療　【増大号】4,800円＋税

No.264 編集企画／須納瀬 弘
耳鼻咽喉科外来処置での局所麻酔

No.266 編集企画／室野重之
知っておきたいみみ・はな・のどの感染症
　―診断・治療の実際―

No.267 編集企画／角南貴司子
"めまい"を訴える患者の診かた

No.268 編集企画／野中 学
頭痛を診る―耳鼻いんこう科外来での pitfall―

No.269 編集企画／鈴木幹男
耳鼻咽喉科頭頸部外科手術の危険部位と合併症
　―その対策と治療―

No.270 編集企画／櫻井大樹
耳鼻咽喉科医が知っておきたい薬の知識
　―私はこう使う―　【増刊号】5,400円＋税

No.271 編集企画／伊藤真人
子どもの難聴を見逃さない！

No.272 編集企画／朝蔭孝宏
高齢者の頭頸部癌治療
　―ポイントと治療後のフォローアップ―

No.273 編集企画／吉川 衛
Step up！ 鼻の内視鏡手術―コツと pitfall―

No.274 編集企画／平野 滋
みみ・はな・のど アンチエイジング

No.275 編集企画／欠畑誠治
経外耳道的内視鏡下耳科手術(TEES)

No.276 編集企画／吉崎智一
耳鼻咽喉科頭頸部外科　見逃してはいけないこの疾患　【増大号】4,800円＋税

No.277 編集企画／折田頼尚
どうみる！頭頸部画像―読影のポイントと pitfall―

No.278 編集企画／木村百合香
耳鼻咽喉科領域におけるコロナ後遺症
　―どう診る，どう治す―

No.279 編集企画／工 穣
オンライン診療・遠隔医療のノウハウ
　―海外の状況も含めて―

No.280 編集企画／藤本保志
嚥下障害を診る

No.281 編集企画／山﨑知子
ヒトパピローマウイルス(HPV)
　―ワクチン接種の積極的勧奨にあたり知っておくべき知識―

No.282 編集企画／萩森伸一
顔面神経麻痺を治す

No.283 編集企画／守本倫子
見逃さない！子どものみみ・はな・のど外来診療　【増刊号】5,500円＋税

No.284 編集企画／山本 裕
みみを診る―鑑別診断のポイントと治療戦略―

No.285 編集企画／三澤 清
頭頸部癌治療の新しい道―免疫・薬物療法―

No.286 編集企画／清水猛史
アレルギー性鼻炎・慢性副鼻腔炎の薬物療法
　―適応と効果―

No.287 編集企画／古川まどか
頭頸部外来診療におけるエコー検査活用術

No.288 編集企画／堀井 新
めまい検査を活用しよう―適応と評価―

No.289 編集企画／大島猛史
みみ・はな・のどの"つまり"対応　【増大号】4,900円＋税

No.290 編集企画／山下 勝
大人と子どもの首の腫れ

No.291 編集企画／楯谷一郎
頭頸部外科領域における鏡視下・ロボット支援下手術

No.292 編集企画／近松一朗
知っておくべきアレルギー・免疫の知識

No.293 編集企画／角田篤信
みみ・はな・のど診療に内視鏡をどう活かすか？

No.294 編集企画／細井裕司
軟骨伝導聴覚―耳鼻咽喉科医に必要な知識―

No.295 編集企画／高野賢一
扁桃手術の適応と新しい手技

No.296 編集企画／曾根三千彦
みみ・はな・のど鑑別診断・治療法選択の勘どころ　【増刊号】5,500円＋税

No.297 編集企画／小川恵子
漢方治療を究める

No.298 編集企画／藤原和典
外来でみる甲状腺疾患

No.299 編集企画／野口佳裕
知っておきたい耳鼻咽喉科の遺伝性疾患
　―診断と対応―

No.300 編集企画／堤 剛
めまい―診断と鑑別のポイント―

No.301 編集企画／阪本浩一
聞き取り困難症―検出と対応のポイント―

No.302 編集企画／田中康広
第一線のエキスパートが教える耳科・鼻科における
術前プランニングと手術テクニック　【増大号】4,900円＋税

No.303 編集企画／小川武則
リハビリテーションを活かそう
　―耳鼻咽喉科頭頸部外科領域―

通常号⇒ No.278まで 本体2,500円＋税
　　　　No.279以降 本体2,600円＋税

※その他のバックナンバー，各目次等
　の詳しい内容は HP
　（www.zenniti.com）をご覧下さい．

次号予告

手元に1冊！
抗菌薬の適正使用ガイド

No. 305（2025 年 1 月号）

編集企画／奈良県立医科大学
　　　　微生物感染症学講座教授
　　　　　　　矢野寿一

小児急性中耳炎	熊井　琢美
急性鼻副鼻腔炎	河野　正充ほか
急性咽頭炎	宇野　芳史
嫌気性菌感染症	阪上　智史ほか
耳鼻咽喉科領域における	
真菌感染症	西原　悠二ほか
MRSA 感染症	馬場　啓聡
抗酸菌感染症	水野　友貴ほか
耳鼻咽喉・頭頸部外科手術における	
術後感染予防抗菌薬の適正使用	
	矢野　寿一
耳鼻咽喉・頭頸部外科領域における	
医療関連感染対策	角田梨紗子
耳鼻咽喉・頭頸部外科領域における	
滅菌と消毒	
―内視鏡を中心に―	鈴木　由希

掲載広告一覧

アボットダイアグノスティクス　メディカル（株）	表4
（株）中山書店	62

編集顧問：	本庄　　巌	京都大学名誉教授
	小林　俊光	仙塩利府病院 耳科手術センター長
編集主幹：	曾根三千彦	名古屋大学教授
	香取　幸夫	東北大学教授

No. 304　編集企画：
　林　達哉　旭川医科大学病院手術部長

Monthly Book ENTONI　No.304

2024 年 12 月 15 日発行（毎月 1 回 15 日発行）
定価は表紙に表示してあります.
Printed in Japan

ⓒ ZEN・NIHONBYOIN・SHUPPANKAI, 2024

発行者　　末　定　広　光
発行所　　株式会社　全日本病院出版会
〒 113-0033 東京都文京区本郷 3 丁目 16 番 4 号 7 階
　　　　　電話 (03) 5689-5989　Fax (03) 5689-8030
　　　　　郵便振替口座 00160-9-58753

印刷・製本　三報社印刷株式会社　　　電話 (03) 3637-0005
広告取扱店　株式会社文京メディカル　電話 (03) 3817-8036

・本誌に掲載する著作物の複製権・翻訳権・上映権・譲渡権・公衆送信権（送信可能化権を含む）は株式会社全日本病院出版会が保有します.
・ JCOPY ＜ (社) 出版者著作権管理機構　委託出版物＞
本誌の無断複写は著作権法上での例外を除き禁じられています. 複写される場合は, そのつど事前に, (社) 出版者著作権管理機構（電話 03-5244-5088, FAX 03-5244-5089, e-mail: info@jcopy.or.jp）の許諾を得てください.
本誌をスキャン, デジタルデータ化することは複製に当たり, 著作権法上の例外を除き違法です. 代行業者等の第三者に依頼して同行為をすることも認められておりません.